Heike Brandt

DAS ATEMBUCH

FÜR

FRAUEN

Entdecken Sie den Schatz Ihres Atems für mehr Gelassenheit, Gesundheit und Wohlbefinden

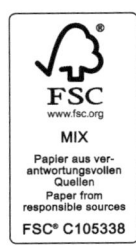

Bibliografische Information der Deutschen Nationalbibliothek: Die Deutsche Nationalbibliothek verzeichnet diese Publikation in der Deutschen Nationalbibliografie; detaillierte bibliografische Daten sind im Internet über http://dnb.dnb.de abrufbar.

Lektorat: Janine Walter, Sarah Büchler und Heiko Zang

Layout: Heiko Zang

© Heike Brandt

1. Auflage 2024

Verlag: BoD • Books on Demand GmbH, In de Tarpen 42,

22848 Norderstedt

Druck: Libri Plureos GmbH, Friedensallee 273, 22763 Hamburg

ISBN: 978-3-7597-7890-1

Heike Brandt
Das Atembuch für Frauen

Ich widme dieses Buch

- ✗ meinen Töchtern Anna und Inga. Danke, dass ich eure Mama sein darf

- ✗ meinem Mann Heiko. Danke für dein Sein

- ✗ meinem Herzensort Arillas auf Korfu. Du inspirierst mich, machst mich weit und lässt mich immer wieder durchatmen

- ✗ allen wunderbaren Frauen, die für sich und Ihre Bedürfnisse einstehen

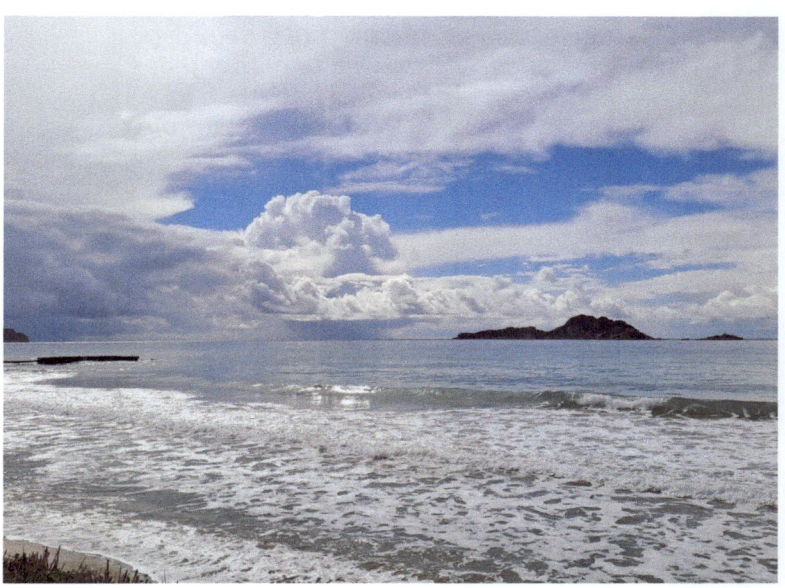

„Der Atem ist der lebendige Hauch der Seele, weil sie ihn trägt und sein Schwingvermögen ist, und zwar jedes Mal, wenn der Mensch den Atem in sich einziehen und wieder ausströmen lässt, um so leben zu können."
- Hildegard von Bingen (1098 - 1179)

INHALTSVERZEICHNIS

Über dieses Buch

Es gibt unendlich viele Bücher zum Thema Atmen: Bücher, die uns zeigen, wie wir durch bewusstes Atmen Entspannung finden und unsere Gesundheit und Leistungsfähigkeit verbessern können. Bücher über Pranayama und Breathwork, Bücher, die uns helfen, Traumata zu überwinden und Krankheiten zu behandeln.

Ich habe viele davon gelesen, zahlreiche Übungen ausprobiert und einige in meinen Alltag integriert. Dadurch haben sich meine Gesundheit und mein Wohlbefinden enorm verbessert.

Da die Frauenheilkunde seit vielen Jahren einen Schwerpunkt meiner Naturheilpraxis darstellt, ist es mir eine große Herzensangelegenheit, ein Atembuch zu veröffentlichen, das sich speziell an Frauen richtet und sich rund um gesundheitliche Themen dreht, die uns Frauen betreffen. Mein Wunsch und Ziel ist es, mein Wissen und meine Erfahrungen mit dem Atem weiterzugeben und Frauen auf ihrem Weg zu unterstützen.

Ich freue mich darauf, Ihnen in diesem Buch einige Atemübungen vorzustellen, die speziell auf die Bedürfnisse von
Frauen zugeschnitten sind.

Es gibt ein paar interessante Unterschiede zwischen Männern und Frauen in Bezug auf die Atmung:

Frauen neigen dazu, in Ruhephasen vermehrt die Brustatmung zu nutzen, während Männer eher die Bauchatmung
bevorzugen. Allein dadurch entsteht bei Frauen vermehrt
Stress und Anspannung im Körper. Die Gründe dafür er-
läutere ich im Verlauf des Buches.

Auch anatomische Unterschiede im Respirationstrakt spielen eine Rolle für die individuelle Leistungsfähigkeit und
Gesundheit von Frauen:

Frauen haben einen kleineren Schädel, eine zierlichere
Nase und Nasennebenhöhlen, ein geringeres Lungenvolumen, eine andere Brustkorbform, ein kürzeres Zwerchfell
und ein geringeres Atemminutenvolumen. Dadurch müssen Frauen oft häufiger atmen als Männer, wenn sie der
gleichen Belastung ausgesetzt sind.

Ein Thema, das uns Frauen besonders betrifft, sind die
hormonellen Einflüsse auf unseren Körper.

Unsere Eierstöcke, Drüsen und das Gehirn bilden zusammen ein komplexes neuroendokrines System, das permanent miteinander kommuniziert.

Deshalb beeinflussen eine Schwangerschaft, der Menstruationszyklus und die Menopause die Lungenfunktion und die Sauerstoffverwertung im Körper von Frauen.

Forschungsergebnisse deuten darauf hin, dass niedrige Progesteronwerte ein Risikofaktor für Atemstörungen während des Schlafes sein können. Andersherum wurde beobachtet, dass Frauen mit Schlafapnoe häufig niedrige Progesteronspiegel aufweisen.

Durch Progesteron kann auch die Atemfrequenz in der zweiten Zyklushälfte erhöht werden, was zu einer Verschlechterung des Wohlbefindens und der PMS-Symptome führen kann.

Auch die Schilddrüse spielt eine wichtige Rolle für unseren Körper. Die Hormone Thyroxin (T4) und Trijodthyronin (T3) beeinflussen unseren Stoffwechsel und können die Atmung beschleunigen.

Zudem wird bei Frauen in der Menopause häufig eine Verschlechterung ihrer Asthmasymptome festgestellt.

Mögliche Gründe für eine Einschränkung der Lungenfunktion in den Wechseljahren könnte laut Experten neben dem veränderten Hormonhaushalt auch altersbedingte Osteoporose sein. Diese kann dazu führen, dass die Höhe der Brustwirbel vermindert wird und somit beim Einatmen womöglich nicht mehr genug Platz für die Ausdehnung des Brustkorbs und der Lunge bleibt.

Eine weitere Option könnten Entzündungen im Körper sein, die durch hormonelle Veränderungen entstehen und ebenfalls die Funktion der Lunge beeinträchtigen und die Asthmasymptome verschlechtern könnten.

Besonders starken Einfluss hat unsere Atmung auf die Stressachse, vor allem auf das Stresshormon Cortisol.

Zusammengefasst bedeutet das: **die Atmung und die Hormone können sich gegenseitig beeinflussen**.

Gerade wegen dieser hormonellen Veränderungen in jeder Lebensphase einer Frau treten geschlechtsspezifische Symptome und Empfindungen auf, die meiner Meinung nach besondere Unterstützung benötigen.

Weitere Faktoren, welche die Atmung bei Frauen beeinflussen können:

✗ Schönheitsideale: Viele von uns neigen dazu, den Bauch einzuziehen, um einem bestimmten Schönheitsbild zu entsprechen. Dies kann dazu führen, dass wir zu flach und zu schnell, anstatt tief und langsam in den Bauch atmen

✗ Zu enge BHs: Wenn wir zu enge BHs tragen, wird der Brustkorb zusammengedrückt und die Weitung der Lunge eingeschränkt

✗ Erziehung und gesellschaftlicher Druck: Oft wird von Mädchen und Frauen erwartet, brav und angepasst zu sein. Dieser psychische Druck kann dazu führen, dass wir unbewusst die Luft anhalten

✗ Schwangerschaft: Während der Schwangerschaft steigt der Progesteronspiegel, was die Atemfrequenz erhöhen kann. Zudem können das wachsende Baby und der größer werdende Bauch das Zwerchfell und die Lunge zusammendrücken

Alle diese anatomischen, hormonellen und sozialen Aspekte haben einen Einfluss auf unsere Atmung und somit auf unsere Gesundheit und unser Wohlbefinden.

Es erfüllt mich mit tiefer Freude, wenn ich Frauen dabei unterstützen kann, selbstbestimmt für ihre Gesundheit zu sorgen. Deshalb möchte ich Atemübungen vorstellen, die Ihnen als Frau in verschiedenen Situationen und bei Beschwerden helfen können.

Im besten Fall werden durch die Übungen Verbesserungen im Alltag spürbar.

Einige Übungen sind geschlechtsneutral und können natürlich auch von Männern durchgeführt werden.

Es kann sein, dass Atemübungen an verschiedenen Tagen unterschiedlich empfunden werden, daher sollten Sie sich nicht wundern, wenn die Ausführung manchmal mühelos vonstattengeht und sich zu anderen Zeiten anstrengender gestaltet. Verschiedene Faktoren wie Stressbelastung, Schlafqualität, Wetterlage und der Menstruationszyklus können sich darauf auswirken.

Ich bin Heike Brandt und seit über 2 Jahrzehnten Heilpraktikerin in eigener Praxis. Neben meiner Leidenschaft für Frauenheilkunde sind weitere Schwerpunkte die Atemtherapie und die Schmerztherapie.

In diesem Buch finden Sie bewusst keine Anleitung zu intensiven Hyperventilationsübungen. Meiner Überzeugung nach sollten solche Übungen nur unter Anleitung erfahrener TherapeutInnen oder AtemlehrerInnen nach einer sorgfältigen Anamnese durchgeführt werden.

Wenn Sie Lust haben, gemeinsam mit mir zu atmen, freue ich mich, wenn Sie sich über meine Website bei mir melden.

www.wechselzeiten.jetzt

oder per E-Mail: heike@wechselzeiten.jetzt

Und nun wünsche ich Ihnen viel Spaß beim Lesen und Atmen!

Weshalb der Atem?

In den vergangenen Jahren habe ich den Atem als wertvolles Instrument entdeckt, um nachhaltig meine Gesundheit zu verbessern, gelassener zu werden und eine tiefere Verbindung zu mir selbst herzustellen.

Während meiner Atemsessions wurde mir eine wichtige Erkenntnis klar:

Alles, was ich benötige, befindet sich bereits in mir!

Eine große Menge von uns Frauen steht vor einer Vielzahl von Herausforderungen: Arbeit, Kinder, PartnerInnen, Hobbys, FreundInnen, Eltern. Oft bleibt kaum Zeit für uns selbst. Fühlen Sie sich auch manchmal so?

Ich lade Sie herzlich ein, Ihren Atem als kostbaren Schatz zu betrachten und sich täglich einen kleinen Moment für Atemübungen zu gönnen. Sie müssen dafür nicht extra irgendwo hinfahren, ein ruhiger Ort in Ihrer Wohnung, auf dem Balkon oder im Garten reicht völlig aus.

Sie brauchen keinerlei Hilfsmittel, Ihr Atem ist immer bei Ihnen.

Außerdem ist Ihr Atem auch ein guter Indikator für Ihre momentane Verfassung.

Dieses Buch enthält Atemübungen, die darauf abzielen, Ihre alltägliche Atmung zu verbessern, sowie solche, die bei speziellen gesundheitlichen Themen für Frauen angewendet werden können.

Diese Übungen sind alle von mir und meiner Frauenatemgruppe, die ich seit über einem Jahr leite, erprobt. Viele der Atemtechniken sind wissenschaftlich fundiert, während andere auf Jahrtausende alten Traditionen beruhen.

Atemübungen lassen sich wunderbar kombinieren und verstärken, zum Beispiel durch

✗ Tönen

✗ Bewegung

✗ Fingerdruckpunkte

✗ Gedanken und Visualisierungen

✗ Licht und Farben

19

✗ Worte, Mantras, Affirmationen und Gebete

✗ Bandhas (Muskelkontraktionen)

In diesem Buch finden Sie zahlreiche Atemübungen, die Sie hoffentlich inspirieren werden. Lassen Sie sich doch gerne von Ihrer Lieblingskombination leiten und entwickeln Sie Ihre ganz eigene Atempraxis.

Der Einfachheit halber habe ich die Atemübungen nach Indikation beziehungsweise Symptom oder Organsystem in alphabetischer Reihenfolge geordnet. So können Sie bei Bedarf Ihre Beschwerden nachschlagen und schnell die passenden Übungen für sich finden.

Dem „Summen" und der „Atemmeditation in der Stille" habe ich ein kleines Extrakapitel gewidmet, da diese Praktiken für mich persönlich von großer Bedeutung sind und mein Leben nachhaltig verändert haben.

Ich empfehle Ihnen, zum besseren Verständnis der Begrifflichkeiten vorab einen Blick in das Glossar am Ende des Buches zu werfen.

Die Übungen in diesem Buch habe ich sorgfältig recherchiert und zusammengestellt. Ich habe alle selbst über einen längeren Zeitraum praktiziert und keine schädigenden Auswirkungen für mich festgestellt. Im Gegenteil, meine Gesundheit und mein Wohlbefinden haben sehr von den Atemübungen profitiert. Dennoch kann keine Garantie für die Übungen gewährleistet werden und ich kann keine Haftung für eventuell entstandene Schäden, die aus den im Buch vorgestellten Übungen entstehen, übernehmen.

Führen Sie die Übungen stets sorgsam und selbstverantwortlich durch. Sie sollten beim Praktizieren von Freude und Leichtigkeit begleitet werden und nichts erzwingen.

Wenn Ihnen eine Übung richtig gut tut, bleiben Sie eine Weile dabei und integrieren sie diese gerne als festen Bestandteil in Ihren Alltag.

Nehmen Sie sich bewusst Zeit für sich selbst und Ihren Atem, Sie werden bald spüren, wie sehr Ihr Körper es Ihnen dankt.

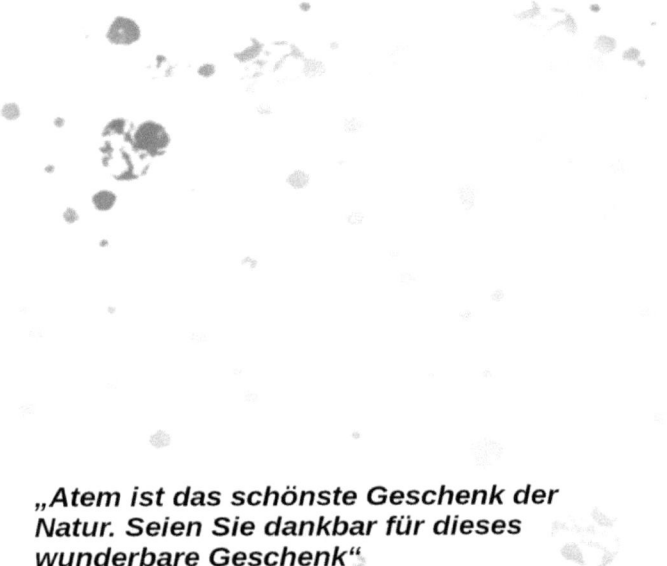

„*Atem ist das schönste Geschenk der Natur. Seien Sie dankbar für dieses wunderbare Geschenk*"
- *Amit Ray*

Grundlegendes zum Atem

„Weshalb sollte man Atemübungen praktizieren, da man doch automatisch atmet?", werden Sie sich möglicherweise fragen.

Leider atmen viele Menschen durch Umwelteinflüsse, sitzende Tätigkeiten im Büro, Stress und Überbelastung, Übergewicht sowie unzureichenden Schlaf schlichtweg dysfunktional, also nicht wirkungsvoll.

Die Atmung ist zu oberflächlich, was bedeutet, dass die Luft nicht bis in die tieferen Lungenregionen gelangt, sondern nur bis in die Brust. Möglicherweise wird durch den Mund geatmet, was die Problematik noch verschärft.

So kann der Gasaustausch in der Lunge nicht vollständig stattfinden und auch die Atemmuskulatur, vor allem das Zwerchfell, unser wichtigster Atemmuskel, wird nicht richtig trainiert. Dies hat fatale Folgen für den gesamten Organismus.

Der Körper erfährt eine Unterversorgung mit Sauerstoff, wodurch die Organe in ihrer Funktionsweise beeinträchtigt werden können. Dies kann zu chronischen Erkrankungen und Haltungsschäden führen.

Falls Sie sich darüber informieren möchten, ob Sie physiologisch atmen oder möglicherweise unbewusst chronisch hyperventilieren, so können Sie dies mittels eines Tests feststellen: dem Nijmegen-Fragebogen.

Diesen können Sie unter folgendem Link im Internet finden:

https://de.surveymonkey.com/r/Atemfragebogen

Sollten Sie mehr als 20 Punkte aufweisen, so besteht die Möglichkeit, dass Ihre gesundheitlichen Beschwerden unter anderem auf eine Überatmung zurückzuführen sind oder durch diese verstärkt werden. In einer solchen Situation können Übungen, die eine langsame und bewusste Atmung fördern, äußerst hilfreich für Sie sein.

Diese Atemübungen sind in dem Buch unter den Kapiteln "Entspannung" und "Asthma, COPD, Long Covid" zu finden.

Die Vorteile einer gesunden, physiologischen Atmung sind zahlreich:

✗ Sie verbessern langfristig Ihre Sauerstoffversorgung

✗ Sie erhöhen Ihre Lungenkapazität

✗ Sie verbessern Ihr Herz-Kreislauf-System

✗ Sie steigern Ihre Leistungs- und Konzentrationsfähigkeit

✗ Sie verbessern Ihre Entspannungsfähigkeit

✗ Sie stärken Ihre Resilienz und Regenerationsfähigkeit

✗ Sie stärken Ihr Immunsystem

✗ Sie vermindern Ihre Neigung zu Allergien

✗ Sie können Atemwegserkrankungen reduzieren

✗ Sie erhöhen Ihre Schmerztoleranz bzw. Schmerzen können reduziert werden

Ich empfehle Ihnen daher, im Alltag stets tief (in den Bauch), langsam und leise durch die NASE zu atmen.

„Reguliere die Atmung und kontrolliere so den Geist."
- B.K.S. Iyengar

Die Nase - warum Nasenatmung von so immenser Bedeutung ist

Die Nase fungiert als Eintrittspforte der Luft in unseren Organismus. In der Nase werden Bakterien, Viren und Partikel aus der Luft herausgefiltert. Außerdem befeuchtet und temperiert sie die Luft, wodurch sie als natürliche Klimaanlage agiert.

Durch die Nasenatmung wird der Riechnerv aktiviert, was wiederum unseren Parasympathikus - den Teil des Nervensystems, der für Entspannung zuständig ist - stimuliert.

Des Weiteren wird Stickstoffmonoxid (NO) in den Nasennebenhöhlen gebildet, was zu einer Erweiterung der Blutgefäße führt und eine Vielzahl weiterer positiver Effekte im Körper bewirkt. Denn Stickstoffmonoxid

✗ unterstützt die Zellreparatur

✗ lindert Schmerzen

✗ unterstützt beim Abnehmen

✗ verbessert die Leistungsfähigkeit

✗ wirkt entzündungshemmend

Wenn Sie durch die Nase einatmen, wird der Luft ein erhöhter Widerstand entgegengesetzt. Dieser ist sogar circa 50 Prozent höher als bei der Mundatmung. Dadurch wird in der Lunge ein effizienterer Gasaustausch ermöglicht, wodurch unser Körper optimal mit Sauerstoff versorgt wird.

Des Weiteren wird durch die Nasenatmung die Lunge effektiv gedehnt und unsere Atemwege werden erweitert.

Durch die ausschließliche Nutzung der Nasenatmung minimiert man effektiv das Risiko einer chronischen Überatmung.

Nützliche Ratschläge zur Pflege Ihrer Nase sind im Abschnitt "Erkältung" zu finden.

Vielleicht kann dieses Buch dazu beitragen, Ihr Bewusstsein dafür zu schärfen, öfter einmal innezuhalten, sich mit Ihrem Atem zu verbinden und in sich selbst hineinzuspüren, sei es im Büro, im Auto, in der Warteschlange im Supermarkt, während des Kochens, auf der Couch oder an anderen Orten des Alltags. Ich bin überzeugt, dass Sie eine passende Gelegenheit finden werden.

Da Ihr Atem unmittelbar mit Ihrem zentralen Nervensystem verbunden ist, können Sie durch Atemwahrnehmungsübungen leicht feststellen, wie es Ihnen derzeit in Ihrem Leben ergeht.

Denn Ihr Atem offenbart stets Ihren inneren Zustand. Sollten Sie bemerken, dass Sie zu häufig (12 bis 20 mal pro Minute oder öfter), zu oberflächlich (in die Brust anstatt in den Bauch) und zu intensiv (durch den Mund anstatt durch die Nase) atmen, so ist es an der Zeit, eigenverantwortlich Maßnahmen für Ihr Wohlbefinden zu ergreifen.

Ich stehe Ihnen dabei gerne zur Seite!

Natürlich gibt es eine Vielzahl an alternativen Möglichkeiten für Sie, um Selbstfürsorge zu praktizieren und Ihr Leben entspannter zu gestalten: Meditation, Yoga, Tai Chi, Qi Gong, Klangmassagen, Kälteanwendungen, Saunagänge, Erdung und vieles mehr.

Ich persönlich habe einige dieser Angebote getestet und muss betonen: Atemübungen sind für mich der ultimative Gamechanger in meinem Leben. Atemübungen ermöglichen es Ihnen, unmittelbar auf Emotionen, Stress und Ihr

Befinden zu reagieren. Auf diese Weise können Sie effektiv und spürbar heilsame Veränderungen herbeiführen und sich dabei immer besser selbst kennenlernen.

Fühlen Sie sich herzlich eingeladen, es auszuprobieren!

Kohlendioxid und seine Auswirkungen auf den menschlichen Körper

Zunächst sei betont, dass Kohlendioxid (CO_2) keineswegs als Abfallgas zu betrachten ist, sondern vielmehr als entscheidender Indikator für eine effiziente Sauerstoffnutzung im Organismus fungiert. Der Impuls zur Einatmung wird durch den Kohlendioxidgehalt im Blut gesteuert, nicht durch den Sauerstoffgehalt!

Kohlendioxid hat Einfluss auf diverse Körperfunktionen:

✗ Vasodilatation: CO_2 bewirkt eine Erweiterung der Blutgefäße sowie der Atemwege

✗ Bohr-Effekt: Nur bei ausreichendem CO_2 im Blut löst sich das Sauerstoffmolekül vom Hämoglobin und kann so in Zellen, Gewebe und Organe gelangen

✗ pH-Wert des Blutes: Niedrige CO_2-Level können eine Dysbalance im Säure-Basen-Haushalt begünstigen, die sich auf Stoffwechsel, Herzfunktion,

Blutgefäße, Hirnfunktion, Verdauungstrakt, Knochengesundheit, Hormonsystem, Immunsystem und die Sauerstoffversorgung in den Zellen auswirken kann

✗ Zudem wirkt Kohlendioxid entspannend auf die Muskulatur, stabilisiert die Nerven und hemmt Entzündungsreaktionen

Wenn man zu schnell und zu flach atmet (Stressatmung, Hyperventilation), wird zu viel Kohlendioxid ausgeschieden und der Körper wird nicht ausreichend mit Sauerstoff versorgt. Möglicherweise sind Sie mit dem Ratschlag vertraut, bei schwerer Hyperventilation oder einer Panikattacke in eine Tüte oder in Ihre Hände zu atmen. Dies soll dazu dienen, das übermäßig ausgeatmete Kohlendioxid wieder auszugleichen.

Bei einer chronischen, unbemerkten Hyperventilation ist es von großer Bedeutung, schrittweise mit Atemübungen zu beginnen, um wieder zu angemessenen CO2-Werten zu gelangen. Auf diese Weise kann Ihre Gesundheit auf vielen Ebenen verbessert werden.

Bitte beachten Sie:

Chronischer Stress verursacht dysfunktionale Atmung.

Dysfunktionale Atmung verursacht chronischen Stress.

Wahrlich ein Teufelskreis!

Der BOLT-Score oder die Kontrollpause

Um Fortschritte in Ihrer Atempraxis messen und dokumentieren zu können, empfiehlt es sich, den BOLT-Score (Body-Oxygen-Level-Test) oder die Kontrollpause anzuwenden. Dieser Test ermöglicht es, die Reaktion des Körpers auf den steigenden CO_2-Gehalt im Blut zu überprüfen, nachdem man ausgeatmet und die Luft angehalten hat.

Durch eine solche Messung ist es möglich, Ihre persönlichen Fortschritte dokumentieren zu können.

Durchführung

Zunächst benötigen Sie eine Stoppuhr. Nach einigen Minuten der Entspannung (am besten täglich zur gleichen Zeit für den gleichen Zeitraum) und ruhigen, gleichmäßigen Atemzügen, starten Sie nach dem Ausatmen die Stoppuhr und halten die Luft so lange an, bis der erste Impuls zur Einatmung auftritt. Der Körper kann mit Druck, Hitze oder dem Drang zu schlucken reagieren. Die Atempause sollte nicht erzwungen werden! Stoppen Sie nun die Zeit und atmen Sie mit einem normalen Atemzug wieder ein.

Sollten Sie nach Luft ringen, war das Luftanhalten zu lang und die Messung ist verfälscht.

In der Regel werden Sie am Anfang den Atem für einen Zeitraum zwischen 10 und 40 Sekunden anhalten können. Eine Dauer von 10 Sekunden deutet auf eine äußerst geringe CO_2-Toleranz hin, während 40 Sekunden eine gute bis ideale Toleranz signalisieren. Hochtrainierte Spitzensportler können nach intensivem Atemtraining Bolt-Score-Werte von 60 bis 80 Sekunden erreichen.

Diese Messung erweist sich insbesondere als sinnvoll, wenn Sie unter chronischen Erkrankungen leiden.

Häufig geht ein Anstieg des BOLT-Scores mit verbesserter Gesundheit und einem gesteigerten Wohlbefinden einher.

Den Wert können Sie erhöhen, indem Sie Atemübungen praktizieren, die Atempausen beinhalten, die Ausatmung verlängern und das Einatemvolumen reduzieren.

Durch die regelmäßige Durchführung dieser Atemübungen erhöhen Sie behutsam und stetig Ihre CO_2-Toleranz im eigenen Körper.

Es mag auf den ersten Blick verwirrend erscheinen, doch es ist wichtig zu wissen, dass höhere CO_2-Level im Blut zu einer besseren Sauerstoffversorgung in den Zellen und Organen führen (Bohr-Effekt).

Bei chronischer Überatmung (Hyperventilation) wird zu viel CO_2 ausgeatmet, was dazu führen kann, dass der Körper nicht ausreichend mit Sauerstoff versorgt wird.

Deshalb ist es wichtig für Sie, liebe Leserinnen, dass Sie nach und nach mit Atemübungen wieder zu angemessenen CO_2-Werten gelangen, um dadurch Ihre Gesundheit auf vielen Ebenen zu verbessern.

Einrichtung einer täglichen Atempraxis in den Alltag

Um langfristige Verbesserungen zu spüren und Ihr System zu stärken, empfehle ich Ihnen, **täglich** Atemübungen durchzuführen. Es ist ratsam, sich auf Entspannungsatemübungen zu konzentrieren und insbesondere die Methode des kohärenten Atmens anzuwenden (siehe Kapitel "Bluthochdruck" und "Kopfschmerzen, Migräne").

Mit diesen Methoden ist es möglich, das autonome Nervensystem zu regulieren und somit Einfluss auf zahlreiche physiologische Vorgänge im Körper zu nehmen.

So können Sie persönlich dazu beitragen, Ihre Gesundheit zu fördern, einen besseren Umgang mit stressigen Situationen zu erlernen und ein tieferes Verständnis für die Zusammenhänge im Körper zu gewinnen.

Durch regelmäßige Atemübungen fördern Sie Ihre Intuition und lernen Ihre Bedürfnisse besser kennen. Auf diese

Weise können Atemübungen auch dazu beitragen, Ihr Selbstwertgefühl und Ihre Selbstliebe zu stärken.

Kleinere Übungseinheiten, die mehrmals am Tag durchgeführt werden, können sich als intensiver und effektiver erweisen, als beispielsweise eine Stunde am Stück.

Möglicherweise fragen Sie sich jetzt, wann Sie erste spürbare Fortschritte bemerken werden?

Diese Frage kann ich Ihnen nicht pauschal beantworten, denn es spielen viele Faktoren eine Rolle:

✗ Wie alt sind Sie?

✗ Leiden Sie unter chronischen Erkrankungen?

✗ Welche Medikamente nehmen Sie und in welcher Dosierung?

✗ Wie hoch ist Ihr Stresslevel?

✗ Wie gut können Sie die tägliche Atempraxis in Ihren Alltag integrieren?

Einige Effekte zeigen sich unmittelbar, während andere möglicherweise erst nach einigen Wochen oder sogar Monaten spürbar werden.

Der Schlüssel ist die tägliche Übung.

Falls es Ihnen an einem Tag nicht möglich ist, die Atemübungen auszuführen, so empfehle ich Ihnen: Versäumen
Sie es nicht zweimal!

Um sich die tägliche Atempraxis zu erleichtern, möchte ich
Ihnen noch ein paar Tipps geben:

Finden Sie Ihre bevorzugte Zeit.

Manchen Frauen fällt es möglicherweise leichter, Übungen
am Morgen unmittelbar nach dem Aufwachen durchzuführen, während andere die Übungen am Abend vor dem Einschlafen bevorzugen. Vielleicht passt es auch in Ihrer Mit-
tagspause am besten?

Probieren Sie einfach aus, wie Sie Ihre Atempraxis am
Leichtesten in Ihren Alltag integrieren können.

Es ist von großer Bedeutung, Routinen und regelmäßige Abläufe zu etablieren, um kontinuierlich am Ball zu bleiben und langfristige Erfolge zu erzielen.

Finden Sie Ihren bevorzugten Ort.

Dieser Raum sollte ruhig, ungestört und angenehm temperiert sein. Auch sollte er vorher kurz gelüftet werden.

Für die Atemübungen benötigen Sie lediglich eine Yogamatte oder eine Decke und ein Kissen oder alternativ einen Stuhl.

Es ist wichtig, dass Sie eine bequeme, aufrechte Sitzposition einnehmen können. Bitte platzieren Sie Ihre Knie unterhalb Ihrer Hüften, damit Ihr Zwerchfell sich frei nach unten ausdehnen kann. Lehnen Sie sich nicht an, um Ihre Wirbelsäule schön aufrecht zu halten. Ihr Gesäß sollte fest mit der Sitzfläche verbunden sein. Ziehen Sie dazu Ihre Pobacken nach außen und spüren Sie Ihre Sitzbeinhöcker deutlich. Ihre Füße sollten parallel und fest auf dem Boden stehen.

Für die Ausführung von Übungen in liegender Position wird lediglich eine Yogamatte oder eine dicke Decke benötigt. Zur Unterstützung des Kopfes kann ein flaches Kissen verwendet werden.

Die Atemübungen sollen idealerweise **vor den Mahlzeiten** oder mindestens 2 Stunden nach dem Essen durchgeführt werden. Bitte achten Sie darauf, lockere Kleidung zu tragen und machen Sie es sich gerne ohne Ihren BH bequem. Free the boobies!

Falls Sie sich bei einer Atemübung unbehaglich fühlen sollten, brechen Sie sie bitte umgehend ab und kehren Sie zu Ihrem eigenen Atemrhythmus zurück.

Freude und Leichtigkeit mögen stets Ihre Begleiter sein beim Atmen. Erlauben Sie sich, dabei ein Lächeln auf den Lippen zu tragen.

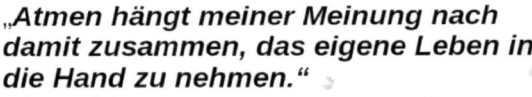

„Atmen hängt meiner Meinung nach damit zusammen, das eigene Leben in die Hand zu nehmen."
- *Luce Irigaray*

Vorbereitende Dehnübungen

Zur Anregung der Atemhilfsmuskulatur sowie zur Erweiterung des Brustkorbs gibt es einige nützliche Dehnübungen, die Ihnen helfen werden, die Atemübungen mit mehr Leichtigkeit auszuführen.

Interkostale Dehnung

Diese Übung wird so genannt, weil sie vor allem die Muskulatur zwischen (inter) den Rippen (costa = die Rippe) aufdehnt und so mehr Raum im Brustkorb schafft.

Ausführung:

Nehmen Sie auf einem Stuhl oder einem Yogakissen Platz, achten Sie bitte dabei auf eine bequeme und aufrechte Haltung.

Atmen Sie ein und heben Sie dabei Ihren rechten Arm nach oben. Dehnen Sie Ihren Oberkörper mit der Ausatmung nach links, so dass Sie einen angenehmen Zug an Ihrer rechten Flanke verspüren.

43

Atmen Sie nun in dieser Endposition erneut ein und dehnen Sie sich noch ein Stück weiter nach links aus.

Um die Wirkung zu verstärken, können Sie die linke Schulter noch etwas weiter in Richtung Boden ziehen.

Kehren Sie bei der nächsten Einatmung zurück zur Mitte und führen Sie den gleichen Bewegungsablauf mit dem linken Arm zur rechten Seite hin aus.

Ich empfehle Ihnen, die Übung 3 bis 5 mal auf jeder Seite zu wiederholen.

Twist

Der Twist oder Drehsitz kommt aus dem Yoga und öffnet den Brustkorb. Zusätzlich verhilft er zu mehr Flexibilität.

Ausführung:

Bitte nehmen Sie eine aufrechte Sitzhaltung ein und atmen Sie ein.

Drehen Sie Ihren Oberkörper bei der Ausatmung nach rechts hinten. Achten Sie darauf, dass Ihre rechte Schulter und Ihr Kopf sich ebenfalls in diese Richtung bewegen.

Um die Rotation zu verstärken, empfehle ich Ihnen, Ihre linke Hand leicht auf Ihren rechten Oberschenkel zu legen und sanften Druck auszuüben.

Bitte atmen Sie nun erneut ein und drehen Sie noch ein Stück weiter auf.

Atem Sie in der Endstellung wieder aus.

Kehren Sie bei Ihrer nächsten Einatmung zurück in die Mitte und wiederholen Sie die Dehnung auf der linken Seite.

Wiederholen Sie die Übung 3 bis 5 mal zu jeder Seite.

Katze-Kuh

Diese Übung ist Ihnen vielleicht ebenfalls schon aus dem Yoga bekannt.

Ausführung:

Bitte begeben Sie sich in den Vierfüßlerstand, indem Sie die Finger breit aufgefächert unterhalb der Schultern platzieren und die Knie unterhalb der Hüften positionieren. Die Füße ruhen sanft auf der Matte, während Sie Ihr Gewicht gleichmäßig auf Hände und Knie verteilen.

Kommen Sie zunächst in eine neutrale Position mit geradem Rücken und Kopf, und richten Sie Ihren Blick nach unten zwischen Ihre Hände.

Um nun in die Bewegung von Katze und Kuh zu gelangen, atmen Sie ein und beginnen dann, mit langsamer Ausatmung Ihren Rücken zu runden. Die Wirbelsäule bewegt sich dabei synchron mit der Ausatmung Richtung Decke, ähnlich dem Rücken einer Katze, und Ihr Becken beginnt zu kippen.

Ziehen Sie nun Ihren Bauchnabel sanft nach innen Richtung Wirbelsäule, während Sie Ihr Kinn zum Brustbein heranziehen.

Mit der nachfolgenden Einatmung kommen Sie in die Gegenposition (Kuh):

Heben Sie behutsam Ihren Kopf und beugen Ihren Rücken nach unten durch (Hohlkreuz). Ihr Brustbein bewegt sich nach vorne oben, der Bauch senkt sich in Richtung Boden. Ziehen Sie dabei Ihre Schulterblätter leicht nach hinten, so dass sich Ihre Brust und Ihr Herz weit öffnen können.

Beginnen Sie nun mit der Ausatmung erneut mit dem Bewegungsablauf der Katze und setzen Sie diesen fort.

Wenn Sie möchten, verweilen Sie einige Atemzüge lang in der jeweiligen Position.

Ich empfehle Ihnen, die Übung 3 bis 5 mal zu wiederholen.

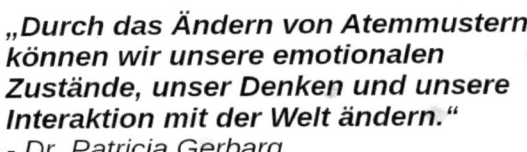

„*Durch das Ändern von Atemmustern können wir unsere emotionalen Zustände, unser Denken und unsere Interaktion mit der Welt ändern.*"
- *Dr. Patricia Gerbarg*

Indikationen und Atemübungen

Auf den nachfolgenden Seiten habe ich verschiedene Beschwerden, Erkrankungen, Symptome oder Organe in alphabetischer Reihenfolge aufgeführt.

Hier finden Sie rasch Informationen über die Atemtechniken, die zur Linderung spezifischer Beschwerden am effektivsten sind.

Hin und wieder wiederholen sich Atemübungen zu verschiedenen Indikationen, da die Wirkung (Antientzündung, Entspannung, Reinigung und so weiter) für unterschiedliche Beschwerden passend ist.

Bei einigen Übungen bitte ich Sie, die Übungen in den entsprechenden Kapiteln nachzuschlagen. Diese finden Sie im Inhaltsverzeichnis am Anfang des Buches.

Die Atemübungen habe ich im Laufe der letzten Jahre meiner eigenen Atemreise aus verschiedenen Büchern, Podcasts und Videos zusammengetragen und allesamt ausgeführt.

Akuter Stress

Für den raschen Ausstieg aus akuten Stress- oder Schocksituationen empfehle ich eine wunderbare Notfallatemübung:

20 verbundene Atemzüge

In Bezug auf die Praxis des verbundenen Atmens (auch bekannt als zirkuläres Atmen, Kreisatmung, connected breathing, „Rebirthing" oder Holotropes Atmen) existieren zahlreiche eigenständige Werke, die alle einen tiefgreifenden Atemprozess beschreiben.

Es kann eine intensive Erfahrung sein diese Technik auszuprobieren, jedoch rate ich davon ab, sie über einen längeren Zeitraum oder gar mehrere Stunden alleine anzuwenden. Der verbundene Atem kann körperliche und seelische Blockaden lösen, häufig einhergehend mit spezifischen Phänomenen wie Weinen, Schreien, Krämpfen und Zittern. Eine erfahrene Begleitung kann Ihnen in diesem Prozess Sicherheit und Geborgenheit bieten.

Eine kurze, jedoch äußerst effektive Vorübung, die Sie sehr gut im Alltag für sich nutzen können, sind die 20 verbundenen Atemzüge.

Ausführung:

Die Grundstruktur dieses Übungsablaufs besteht darin, dass Sie vier kurze Atemzüge und einen langen Atemzug ohne Unterbrechung vier mal hintereinander ausführen. Auf diese Weise kommen Sie auf insgesamt 20 Atemzüge. Während des Einatmens sollten Sie bewusst, jedoch ohne Anstrengung atmen, während des Ausatmens den Atem vollständig passiv entweichen lassen, indem Sie ihn einfach aus sich herausfließen lassen.

Sie haben die Möglichkeit, zu entscheiden und zu testen, ob Sie die Ausatmung durch die Nase oder den Mund erfolgen lassen möchten.

Die 20 verbundenen Atemzüge können helfen

✗ wenn Sie in einem unphysiologischen Atemmuster feststecken (beispielsweise das Anhalten des Atems nach einem Schreck, stockender Atem, sogar während eines Asthmaanfalls)

✗ nachdem Sie in eine für Sie stressige Situation geraten sind (Auseinandersetzung mit dem Partner, Kritik vom Vorgesetzten, Kind reißt sich von der Hand los und läuft weg usw.)

✗ wenn Sie mehr Resilienz aufbauen wollen, denn die Übung kann dazu beitragen, ein Gleichgewicht in Ihrem Nervensystem herzustellen

Wichtig ist, dass Sie Ihren Atem nicht drängen, sondern Ihren eigenen Rhythmus finden.

Ausführung:

Diese Übung ist jederzeit und an jedem Ort durchführbar: Bitte atmen Sie 4 mal hintereinander kurz ein und aus.

Nehmen Sie nun einen ganz langen Atemzug (lange ein und lange ausatmen).

Wiederholen Sie dies 4 mal, um insgesamt auf die 20 Atemzüge zu kommen.

Die Atemzüge verschmelzen ineinander zu einem einzigen verbundenen Kreis.

Kehren Sie nun wieder zurück in Ihren eigenen Atemrhythmus.

Fühlen Sie die Energie?

Wenn Sie beabsichtigen, die Übung regelmäßig auszuführen, empfehle ich Ihnen, sie zu Beginn lediglich 1 bis 2 mal pro Woche zu praktizieren. Nach und nach kann die Häufigkeit gesteigert werden auf bis zu 2 bis 3 mal täglich.

Ich persönlich führe diese Übung regelmäßig aus und jedes mal fühlt sie sich anders an.

Asthma, COPD, Long Covid

Für Frauen, die unter chronischen Atemwegserkrankungen leiden oder mit Long Covid Symptomen wie Erschöpfung und Konzentrationsschwierigkeiten zu kämpfen haben, möchte ich die Buteyko-Atemmethode empfehlen. Durch die Anwendung dieser Technik wird allmählich die CO_2-Toleranz im Körper gesteigert, Entzündungen vermindert und die Atemwege sowie Blutgefäße erweitert.

Die Atmung erfolgt reduziert und sanft, es werden Atempausen eingebaut. Es ist erwünscht, ein Gefühl des „Lufthungers" zu entwickeln.

Für Anfängerinnen kann sich die Buteyko-App (Advanced Buteyko Institute, siehe Anhang) als sehr hilfreich erweisen. Die ersten beiden Level der App sind kostenfrei zugänglich, so dass Sie behutsam in die Praxis der reduzierten Atmung einsteigen und Ihre Entwicklung anhand der Kontrollpause verfolgen können.

Es ist möglich, dass Sie diese Atemmethode anfänglich als herausfordernd empfinden werden. Bedenken Sie jedoch, dass es sich um ein Atemtraining handelt, bei dem Sie die Intensität jederzeit nach Ihrem Wohlbefinden steuern und anpassen können.

Falls die Umsetzung Ihnen allein zu anspruchsvoll erscheint, empfehle ich Ihnen, sich an eine Atemtherapeutin oder einen Atemtherapeuten zu wenden. Natürlich kann auch ich Ihnen gerne dabei helfen.

Bluthochdruck

Insbesondere während der Wechseljahre leiden Frauen oft unter erhöhtem Blutdruck.

Viele Atemübungen können dazu beitragen, den Blutdruck zu regulieren. Eine äußerst effektive Methode ist das kohärente Atmen.

Bei der Praxis des kohärenten Atmens wird angestrebt, dass Atmung, Herzschlag und Gehirn in Einklang (Kohärenz) miteinander schwingen, so dass alle Systeme synchron arbeiten. Diese Methode ist äußerst förderlich für die Gesundheit und wird durch zahlreiche wissenschaftliche Studien belegt.

Es wird berichtet, dass das regelmäßige Durchführen von kohärentem Atmen dreimal täglich für jeweils fünf Minuten den Blutdruck innerhalb eines Zeitraums von drei Wochen nachhaltig senken kann, sofern man kontinuierlich diese Methode praktiziert.

Ausführung:

Bitte setzen oder legen Sie sich hin. Generell sind Atemübungen im Sitzen physiologischer, weil sich durch die

Schwerkraft das Zwerchfell weiter nach unten ausdehnen kann. Im Liegen wird das Atmen jedoch häufig als entspannter wahrgenommen.

Bitte atmen Sie für die Dauer von 5 Sekunden durch die Nase ein und anschließend für weitere 5 Sekunden durch die Nase aus.

Das ist alles.

Ich bitte Sie, ausschließlich die Einatmung aktiv auszuführen und den Ausatem sanft und mühelos von selbst ausströmen zu lassen.

Atmen Sie ohne Pause in einem fließenden Rhythmus. Schöpfen Sie Ihre Lungenkapazität dabei nicht voll aus, sondern nur zu ca. 60 bis 70%.

Setzen Sie bitte Ihr Zwerchfell ein, indem Sie darauf achten, dass sich Ihr Bauch beim Atmen hebt und senkt, während Brust und Schultern sich kaum bewegen.

Ich empfehle Ihnen, die Übung idealerweise dreimal täglich für jeweils fünf Minuten zu wiederholen.

Zur unterstützenden Durchführung können Sie die App "Coherence" (siehe Anhang) nutzen.

„Das Herz wiederum lässt sich durch die Atmung auf Kohärenz einschwingen"
- Watkins

Entspannung

Eine der fundamentalsten und äußerst beruhigenden Atemübungen besteht in der reinen Wahrnehmung des Atems.

Ausführung:

Bitte setzen Sie sich bequem und aufrecht auf einen Stuhl oder ein Yogakissen, halten Sie Ihren Rücken gerade und Ihre Knie unterhalb der Hüfte. Wenn es Ihnen angenehm ist, schließen Sie Ihre Augen.

Richten Sie Ihre Aufmerksamkeit nun auf Ihren Atem. Wo verspüren Sie Ihren Atem? An der Nasenspitze? Auf der Oberlippe? Im Rachen? In der Brust? Im Bauch?

Nehmen Sie Ihren Atem wahr, ohne ihn zu bewerten.

Verweilen Sie in einem Zustand der Ruhe, während Sie Ihren Atem beobachten. Lassen Sie ihn sanft und leise fließen.

Bleiben Sie ein paar Minuten dabei und genießen Sie die Zeit im Hier und Jetzt.

Linksatmung

Die Ausführung der Übung "Linksatmung" oder "linksseitige Atmung" gestaltet sich äußerst simpel.

Diese Übung ist sehr hilfreich bei innerer Anspannung, Prüfungsängsten, aufkommendem Ärger, Nervosität, Einschlafproblemen oder bei schlechter Stimmungslage.

Die Energie wird auf die linke Körperseite gelenkt und beruhigt das vegetative Nervensystem. Der Parasympathikus, unser Entspannungsnerv, ist mit dem linken Nasenloch verbunden und wird durch die Atmung sowie die verlängerte Ausatmung angeregt.

Des Weiteren wird der linke Frontallappen im Gehirn aktiviert, was dazu führt, dass sich unsere Laune aufhellt.

Ausführung:

Bitte nehmen Sie Platz in aufrechter und bequemer Haltung, atmen Sie ein paar mal ruhig durch die Nase ein und aus und gönnen Sie sich einen Moment der Ruhe.

Verschließen Sie nun nach der Ausatmung mit dem Daumen Ihrer rechten Hand das rechte Nasenloch und atmen Sie auf 4 Zählschritte über das linke Nasenloch ein.

Pausieren Sie nun kurz die Atmung in der Atemfülle, bevor Sie auf 6 Zählschritte ebenfalls durch das linke Nasenloch wieder ausatmen.

Sollte dies gut klappen, können Sie die **Ausatmung** gerne auf 8 oder sogar 10 Zählschritte steigern.

Das rechte Nasenloch bleibt während der gesamten Übungsdauer verschlossen.

Führen Sie die Linksatmung so lange aus, wie Sie sich damit wohlfühlen, mindestens jedoch für 3 bis 5 Minuten.

Anti-Stress-Atmung

Um rasch aus herausfordernden Situationen zurück zur Ruhe zu gelangen, ist es hilfreich, die Ausatmung zu verlängern.

Um dies in entspannter Weise zu gewährleisten, empfehle ich, über die Lippenbremse oder ganz sanft durch die Nase auszuatmen.

Dabei ist es nützlich, gedanklich während des Einatmens bis 4 zu zählen, und während der Ausatmung bis 6 oder 8.

Es erweist sich als sehr wirkungsvoll, wenn sich das Verhältnis von Einatmung zu Ausatmung bei 1:2 oder sogar 1:3 einpendelt (beispielsweise 3 Zählschritte ein, 9 Zählschritte aus).

Ausführung:

Bitte setzen Sie sich bequem hin, schließen Sie, wenn Sie möchten, die Augen.

Atmen Sie langsam durch die Nase ein, im Anschluss unter Verwendung der Lippenbremse aus.

Versuchen Sie, Ihre Lunge vollständig zu entleeren, indem Sie am Ende der Ausatmung Ihren Bauchnabel zur Unterstützung in Richtung Wirbelsäule ziehen.

Forcieren Sie bitte keine Pause nach der Ausatmung, sondern lassen Sie die Einatmung natürlich und ohne Anstrengung geschehen.

Führen Sie diese Übung in Ihrem eigenen Tempo und Rhythmus für 5 bis 10 Minuten fort.

„Bewusstes Atmen erhöht die Aufmerksamkeit und vertieft die Entspannung.“
- *Dan Brule*

Erkältung, grippaler Infekt

Bei Erkältungen können Atemübungen ein Segen sein, da sie unmittelbar die Atemwege beeinflussen.

Im Falle von Fieber und schwerem Krankheitsgefühl, rate ich Ihnen jedoch dringend von anstrengenden Atemübungen ab. Diese würden den Organismus zu sehr belasten.

Verstopfte Nase

Die nachfolgende Übung ist hilfreich, um eine blockierte Nasenpassage wieder frei zu machen.

Ausführung:

Bitte setzen Sie sich aufrecht hin und beginnen Sie mit sanften Massagegriffen, jeweils rechts und links neben den Nasenflügeln. Atmen Sie sanft ein und schieben Sie beim Ausatmen behutsam die Haut unter Ihrem Zeige- oder Mittelfinger entlang des Jochbeins nach außen in Richtung der Ohren.

Wiederholen Sie den Griff 10 mal.

Fahren Sie anschließend mit den Mittelfingerkuppen einatmend zwischen den Augenbrauen von der Nasenwurzel nach oben und streichen wieder mit der Ausatmung kurz oberhalb der Brauen nach außen mit leichtem Druck in Richtung der Ohren.

Auch diesen Griff wiederholen Sie bitte 10 mal.

Spüren Sie den Unterschied?

Eine weitere Möglichkeit, um die Nase zu befreien, wäre die Durchführung der folgenden Übung:

Bitte nehmen Sie Platz und atmen Sie einige Male durch die Nase ein, so gut es geht (falls Ihre Nase komplett verstopft ist, atmen Sie durch minimal geöffnete Lippen durch den Mund).

Nach der nächsten vollständigen Ausatmung halten Sie sich bitte die Nase zu und die Luft an. Beginnen Sie, sich behutsam zu bewegen, beispielsweise Ihren Kopf zu drehen, zu nicken und Ihren Oberkörper sanft zu wiegen.

Fahren Sie fort, diese Bewegungen auszuführen, solange es Ihnen möglich ist, ohne in starke Atemnot zu geraten. Anschließend lassen Sie die Nase los und atmen behutsam durch diese wieder ein.

Sollte Ihre Nase nach diesem ersten Versuch nicht freier sein, empfehle ich Ihnen, die Übung zu wiederholen, bis Sie den gewünschten Erfolg erzielen.

Zusatzhinweis:

Nasenpflege

Präventiv ist es äußerst empfehlenswert, die Nase abends mit einer Salzlösung zu spülen. Dies dient der Befreiung von Schmutz, Viren, Bakterien und Schleim, und kann zudem bei Allergien Linderung verschaffen.

Es gibt schöne Nasenspülkannen sowie vorgefertigte Salzmischungen, die die Anwendung zusätzlich erleichtern. Im Anschluss daran empfehle ich Ihnen, Ihre Nase mit Öl zu pflegen (beispielsweise mit Sesamöl), um die Schleimhäute zu schützen und zu befeuchten.

Nasennebenhöhlen

Eine sehr effektive Übung zur Linderung von Beschwerden der Nasennebenhöhlen ist das Summen. Selbst bei chronischen Entzündungen der Nasennebenhöhlen kann Summen eine heilsame Wirkung entfalten. Ich widme dem Summen im späteren Verlauf des Buches ein eigenes kleines Kapitel, weil die Auswirkungen auf den Körper von solch wunderbarer Natur sind.

Des Weiteren empfehle ich Ihnen die folgende Atemübung aus dem Pranayama, welche sich als äußerst hilfreich für die oberen Atemwege einschließlich der Nebenhöhlen erweisen kann:

Kapalabathi, die Feueratmung

Beachten Sie bitte folgenden Kontraindikationen: Schwangerschaft, Menstruation, Asthma, Herzerkrankungen, Fieber, Epilepsie, Bluthochdruck, Magenbeschwerden.

Ausführung:

Bitte setzen Sie sich bequem und aufrecht hin.

Atmen Sie durch Ihre Nase ein und verharren Sie einen Augenblick in der Atemfülle.

Atmen Sie nun die Luft schnaubend aus, wie wenn Sie einen Fussel aus den Nasenlöchern entfernen wollten.

Die Einatmung geschieht völlig passiv, wobei Sie Ihre volle Aufmerksamkeit bitte auf eine **aktive Ausatmung** legen.

Die Frequenz sollte sich idealerweise bei ungefähr einem Atemzug pro Sekunde einpendeln.

Verweilen Sie nach der letzten Ausatmung in der Atemleere und warten Sie, bis der Impuls zum Einatmen auf natürliche Weise eintritt.

Atmen Sie dann sanft durch die Nase ein.

Spüren Sie einen Moment nach.

Bitte führen Sie die Übung 10 bis 30 mal aus (beginnen Sie mit weniger Wiederholungen und steigern Sie allmählich).

Ich empfehle Ihnen drei Durchgänge.

Verschleimter Halsbereich

<u>Gorilla</u>

Ausführung:

Bitte nehmen Sie eine aufrechte Haltung ein, sitzend oder stehend. Beginnen Sie damit, während Sie ausatmen Ihren gesamten Brustkorb bis über die Schlüsselbeine abzuklopfen, ähnlich wie ein Gorilla (Sie können dazu Ihre Fäuste oder Ihre Fingerkuppen verwenden). Begleiten Sie diesen Vorgang mit einem langgezogenen „AAAAAAAA".

Wiederholen Sie diese Übung gerne 4 bis 5 mal.

<u>Vokal „E" tönen</u>

Durch Vokalatmung beziehungsweise Vokale tönen kann man verschiedene Zonen im Körper erreichen. Mit dem Vokal „E" werden Halsbereich, Kehlkopf sowie die Schilddrüse angespielt.

Ausführung:

Setzen Sie sich aufrecht hin und kommen Sie einen Moment zur Ruhe.

Stellen Sie sich bei der Einatmung den Vokal „E" vor und halten einen Moment in der Atemfülle die Luft an.

Ich bitte Sie nun, während des gesamten Ausatmens klar und betont "EEEEEE" zu artikulieren.

Wiederholen Sie diese Abfolge für einen Zeitraum von 3 bis 5 Minuten.

Häufig bemerken Sie unmittelbar, wie sich der Schleim im Hals löst.

Husten

Husten stellt eine Belastung für die Lunge, für die Atem(hilfs)muskulatur und Ihren Beckenboden dar.

Versuchen Sie bitte, anstatt dem Hustenreiz nachzugeben, tief einzuatmen und danach den Atem lange auszupusten, wobei Sie am Ende der Ausatmung den Bauch nach innen ziehen.

Anschließend empfehle ich Ihnen, die Technik des soge-nannten „Huffings" anzuwenden, also das schnelle und im-pulsartige Aushauchen. Führen Sie diese bitte 3 mal aus. Ihre Lunge wird es Ihnen danken.

Sie können auch gegen einen Widerstand husten, bei-spielsweise Ihren Handrücken oder ein Taschentuch. Dies schont ebenfalls Ihre Lunge.

Eine weitere, lungenschonende Übung bei Husten ist der „Blasebalg".

Ausführung:

Sitzen Sie aufrecht.

Bitte atmen Sie sanft ein und neigen Sie sich während des Ausatmens mit Ihrem Oberkörper so weit wie möglich nach vorne. Streben Sie danach, Ihre Lunge vollständig zu entleeren.

Bitte atmen Sie beim behutsamen Aufrichten erneut ein.

Wiederholen Sie den Blasebalg 3 mal.

Inhalation

Bei der Inhalation atmen Sie mit Hilfe eines Verneblers (Ultraschall- oder Membranvernebler) eine salzhaltige Inhalationslösung tief in Ihre Lunge ein. Dies fördert die Selbstreinigungsfunktion der Atemwege, löst Schleim, regt die Durchblutung an, beruhigt die Schleimhäute und desinfiziert sie.

Die isotone Kochsalzlösung kann von Ihnen selbst hergestellt (9 Gramm unbehandeltes Salz auf einen Liter heißes

Wasser = 0,9-prozentige Lösung) oder fertig in der Apotheke erworben werden.

Diese Salzlösung können Sie auch zur Nasenspülung verwenden, nachdem sie auf Körpertemperatur abgekühlt ist.

Durch die Anwendung von Inhalationen und Spülungen ist es Ihnen möglich, Erkältungsbeschwerden zu lindern und den Genesungsprozess zu beschleunigen.

Schnellere Genesung

Surya Bedhana, der Sonnenatem

Diese wärmende Atempraxis kann Sie in Ihrer Genesung unterstützen.

Ausführung:

Bitte setzen Sie sich aufrecht hin und verschließen Sie nach dem Ausatmen mit dem Ringfinger der rechten Hand das linke Nasenloch. Atmen Sie nun über das rechte Nasenloch ein.

Bitte halten Sie den Atem kurz an, verschließen Sie mit Ihrem Daumen das rechte Nasenloch, lösen den Ringfinger vom linken Nasenloch und atmen über das linke Nasenloch aus.

Bitte verschließen Sie erneut das linke Nasenloch und atmen Sie durch das rechte ein. Führen Sie diese Übung für eine Dauer von 3 Minuten fort.

Dieses Verfahren unterscheidet sich von der klassischen Wechselatmung, da hier ausschließlich durch das rechte Nasenloch eingeatmet und durch das linke ausgeatmet wird. Diese Praxis erzeugt eine wärmende Energie im Körper. Die Übung stammt aus dem Pranayama und ist äußerst wohltuend sowie entspannend für den Geist.

Fasten, Reinigung

Bei der Entscheidung zu fasten, verzichten Sie für einen gewissen Zeitraum auf Nahrung und/oder bestimmte Genussmittel.

Dies eröffnet dem Körper die Gelegenheit, sich selbst zu reinigen. Denn indem der Körper nicht mit der Verdauung beschäftigt ist, wird unsere "innere Müllabfuhr" verstärkt, wodurch abgestorbene Zellteile vermehrt abtransportiert werden können.

Dieser Umstand wirkt sich äußerst vorteilhaft auf unser Immunsystem aus.

Bevor Sie mit dem Fasten beginnen, empfehle ich Ihnen, Rücksprache mit Ihrem Arzt zu halten. In einigen Fällen kann das Fasten aufgrund bestimmter Vorerkrankungen nicht empfohlen werden.

Um die Reinigung Ihres Körpers zu fördern, möchte ich Ihnen einige äußerst wohltuende Atemübungen empfehlen, die Sie während Ihrer Fastentage in Ihren täglichen Ablauf integrieren können:

Tiefe Bauchatmung

Ausführung:

Bitte nehmen Sie Platz oder legen Sie sich komfortabel hin, im Liegen dürfen Sie gerne die Beine anwinkeln.

Finden Sie mit einigen Atemzügen zur Ruhe.

Legen Sie nun Ihre linke Hand auf Ihre Brust und die rechte Hand auf Ihren Bauch.

Atmen Sie nun bewusst mit Ihrem Zwerchfell, so dass sich Ihre rechte Hand sanft mit dem Bauch bei der Einatmung hebt und bei der Ausatmung wieder behutsam zurücksinkt.

Bei korrekter Ausführung sollte die linke Hand sich kaum bis gar nicht bewegen.

Genießen Sie es, für einige Minuten bewusst zu atmen. Die tiefe Bauchatmung fördert die Verdauung, indem sie die beteiligten Organe (Leber, Gallenblase, Bauchspeicheldrüse, Darm) massiert und Ihren Parasympathikus aktiviert.

Cave: Bei Frauen mit Prolaps- und Senkungsproblemen im Beckenbereich kann die tiefe Bauchatmung den Druck nach unten noch verstärken. In diesem Fall weichen Sie bitte auf die 360-Grad-Atmung aus (siehe Kapitel „Schwangerschaft").

Kapalabathi

Der Feueratem regt Ihren Stoffwechsel an, reinigt Ihre Atemwege und unterstützt die Ausscheidung von Giftstoffen aus Ihrem Körper.

Bitte beachten Sie folgende Kontraindikationen: Schwangerschaft, Menstruation, Erkrankungen der Atemwege und des Herzens, Fieber, Epilepsie, Bluthochdruck, Magenbeschwerden.

Ausführung:

Bitte setzen Sie sich bequem und aufrecht hin.

Atmen Sie durch die Nase ein und verharren Sie einen Moment in der Atemfülle.

Nun atmen Sie die Luft schnaubend aus, als wollten Sie einen lästigen Fussel aus den Nasenlöchern entfernen.

Die Einatmung erfolgt völlig passiv, wobei Ihre Aufmerksamkeit gänzlich auf eine **aktive Ausatmung** gerichtet ist.

Die Frequenz des Atems sollte sich idealerweise bei einem Atemzug pro Sekunde einpendeln.

Bleiben Sie nach der letzten Ausatmung in der Atemleere und warten Sie entspannt, bis der Einatemimpuls natürlich eintritt.

Spüren Sie einen Augenblick nach.

Ich empfehle Ihnen, die Übung 10 bis 30 mal zu wiederholen, wobei Sie die Anzahl der Wiederholungen allmählich steigern.

Üben Sie gerne für drei Durchgänge.

Falls Ihnen schwindelig wird, brechen Sie die Übung bitte ab und kehren Sie zu Ihrem natürlichen Atem zurück.

Porenatmung

Die Porenatmung ist ein faszinierendes Phänomen, das oft übersehen wird. Es ist wichtig zu erkennen, dass unsere Haut nicht nur für die Ausscheidung von Stoffen verantwortlich ist, sondern auch die Fähigkeit besitzt, zu atmen.

Betrachten wir daher die Haut als eine Art zweite Niere und Lunge unseres Körpers.

Nach der Durchführung dieser Atemtechnik werden Sie sich wie neugeboren fühlen.

Durch diese Maßnahme wird Ihr Lymph- und Immunsystem nachhaltig unterstützt.

Die Wirkung dieser Übung wird durch die begleitende Visualisierung verstärkt.

Zusätzlich sind Trockenbürsten und (kalte) Duschen förderlich beim Fasten und Entgiften.

Ausführung:

Bitte nehmen Sie Platz oder legen Sie sich gemütlich nieder.

Atmen Sie tief und entspannt durch die Nase ein und lassen Sie die Luft langsam und gleichmäßig durch den Mund oder die Nase wieder ausströmen.

Fühlen Sie, wie jede einzelne Pore Ihrer Haut in diesem Moment Energie aufnimmt.

Stellen Sie sich bitte vor, wie Sie durch Ihre Lunge und Ihre Haut zugleich atmen.

Fühlen Sie sich wie ein trockener Schwamm, der alles Schöne, Leichte, Helle um sich herum aufsaugt.

Verweilen Sie bei dieser Vorstellung und führen Sie die Übung für mindestens 10 Minuten durch.

Fibromyalgiesyndrom

Das Syndrom der Fibromyalgie (wörtlich übersetzt „Faser-Muskel-Schmerz") betrifft primär Frauen (zu 80-90%) und wird häufig von Depressionen, Angststörungen oder anderen Erkrankungen begleitet.

Oft kommt es vor, dass mehrere großflächige Stellen im Körper anhaltend und dauerhaft schmerzen.

Es wird angenommen, dass ein überschießendes autonomes Nervensystem möglicherweise mit ursächlich für die Erkrankung sein könnte.

Auch Hormone, das Immunsystem, die Psyche und weitere Faktoren wie beispielsweise ein Mangel an Vitamin D, Übergewicht oder das Rauchen können eine Rolle beim Fibromyalgiesyndrom spielen.

Hieraus ergibt sich dann auch die Auswahl der Atemübungen, die beim FMS eine positive Wirkung entfalten können. Diese finden Sie in den Kapiteln:

✗ Entspannung

✗ Hormondysbalancen

✗ Rauchentwöhnung

✗ Gewichtsprobleme

Bitte führen Sie nicht alle Übungen parallel durch, sondern konzentrieren Sie sich für einen Zeitraum von ein bis zwei Wochen auf eines der zuvor genannten Themen. Sollten Sie dort eine Atemübung entdecken, die Ihnen besonders gut tut, bleiben Sie gerne langfristig dabei.

„Alle chronischen Schmerzen, Leiden und Krankheiten werden durch Sauerstoffmangel auf Zellebene verursacht."
– Dr. Arthur C. Guyton

Gewichtsprobleme

Ja, Sie haben richtig gelesen. Atemübungen können auch zur Gewichtsreduktion beitragen, da der Körper zur Fettverbrennung Sauerstoff benötigt.

Long Breath Diet

Der japanische Schauspieler Miki Ryosuke soll mit dieser Atemtechnik in 7 Wochen 13 Kilo abgenommen haben. Um diese anzuwenden, sollten Sie sich 2 mal täglich 2 bis 5 Minuten Zeit nehmen.

Und so wird sie ausgeführt:

Bitte nehmen Sie eine aufrechte Haltung ein und setzen Sie ein Bein vor das andere (Ausfallschritt).

Spannen Sie Ihren Po an und verlagern Sie Ihr Gewicht auf das hintere Bein.

Bitte atmen Sie für etwa 3 Sekunden tief durch die Nase ein und heben Sie dabei Ihre gestreckte Arme nach oben über Ihren Kopf.

Atmen Sie anschließend 7 Sekunden lang aus und spannen Sie dabei Ihre komplette Körpermuskulatur an. Hierbei können Sie geräuschvoll durch den Mund ausatmen.

Von großer Bedeutung sind dabei die verlängerte Ausatmung und die Körperspannung. Die Arme werden währenddessen wieder seitlich nach unten geführt, wobei auch diese völlig angespannt bleiben.

6 Wiederholungen auf dem linken Bein, gefolgt von 6 Wiederholungen auf dem rechten Bein.

Kombination von Atemübungen

Des Weiteren ist es möglich, mit diversen Atemübungen unseren Stoffwechsel anzuregen, die Körpertemperatur zu erhöhen, Entzündungen im Körper zu reduzieren und somit zur Gewichtsabnahme beizutragen. Eine angepasste Ernährung setze ich dabei voraus. Ich glaube, es liegt auf der Hand, dass wir Sahnetorte nicht einfach weg atmen können …

Kombinierte Atemübung zur Gewichtsreduktion

Die Kombination und Abfolge nachfolgender Übungen beinhaltet sämtliche genannten Themen wie Anregung des

Stoffwechsels, Erhöhung der Körpertemperatur, Reduzierung von Entzündungen im Körper zur Gewichtsreduktion.

Die Übungen können selbstverständlich auch einzeln durchgeführt werden. Jedoch empfehle ich Ihnen, um eine gute Wirkung zu erzielen, die komplette Abfolge so oft wie möglich zu praktizieren.

Für die Übungen „Kapalabathi" und „Bhastrika" sind die folgenden **Kontraindikationen** zu beachten: während der Schwangerschaft, während der Menstruation, bei Atemwegs- und Herzerkrankungen, bei Fieber, bei Epilepsie, bei Bluthochdruck und bei Magenbeschwerden sollten diese Übungen nicht oder nur nach Rücksprache mit einer Ärztin oder einer erfahrenen Atemtherapeutin durchgeführt werden.

Bitte achten Sie darauf, die Übungen mit Leichtigkeit auszuführen. Ein wertvoller Indikator hierfür ist Ihr Lächeln.

Die Übungsreihe beginnt mit der

tiefen Zwerchfellatmung (1)

Ausführung:

Bitte setzen oder legen Sie sich bequem hin.

Atmen Sie durch die Nase tief in Ihren Bauch ein und legen Sie gerne zur Unterstützung eine Hand unterhalb Ihres

Bauchnabels locker auf. Beim Einatmen wird die Bauchdecke angehoben, beim Ausatmen senkt sie sich wieder.

Bitte atmen Sie entweder durch die Nase oder mit Lippenbremse aus.

Nachdem Sie ausgeatmet haben, ziehen Sie bitte Ihren Nabel mit Ihren Bauchmuskeln in Richtung Wirbelsäule und versuchen Sie, die Luft für ca. 10 bis 15 Sekunden anzuhalten (oder so lange, wie es Ihnen angenehm ist).

Bitte atmen Sie nun wieder in den Bauch ein.

Führen Sie dies für 3 bis 5 Wiederholungen durch.

Spüren Sie nach.

Im Anschluss folgt

Kapalabathi (Feueratmung) (2)

Bitte führen Sie diese Übung nur so oft und so lange aus, wie Sie sich dabei wohlfühlen. Es könnte sein, dass etwas Übung erforderlich ist, doch danach werden Sie sich frisch fühlen und einen klaren Kopf haben.

Ausführung:

Bitte nehmen Sie in einer bequemen und aufrechten Haltung Platz.

Atmen Sie durch Ihre Nase ein und verweilen Sie einen Moment in der Atemfülle.

Nun atmen Sie die Luft schnaubend aus, als ob Sie einen Fussel aus den Nasenlöchern entfernen wollten.

Die Einatmung geschieht hierbei völlig passiv, das heißt, Sie legen den Fokus komplett auf eine **aktive Ausatmung**.

Die Frequenz der Atmung sollte sich bei ungefähr einem Atemzug pro Sekunde einpendeln.

Bitte halten Sie nach der letzten Ausatmung die Luft an und warten Sie geduldig und völlig entspannt, bis der Einatemimpuls natürlich wiederkommt.

Spüren Sie nach.

Wiederholen Sie die Übung bitte 10 bis 30 mal, wobei Sie mit weniger Wiederholungen beginnen sollten.

Führen Sie die Übung gerne über die Dauer von 3 Runden aus.

Danach folgt die nächste Atemübung aus dem Pranayama:

Bhastrika (Blasebalgatmung) (3)

Ausführung:

Bitte setzen Sie sich bequem und aufrecht hin und atmen einige Male ruhig durch die Nase ein und aus.

Ziehen Sie nun die Luft mit einem lauten Atemgeräusch kräftig, schnell und rhythmisch durch Ihre Nase ein und lassen Sie sie schnaubend wieder raus. Dies klingt wie das Pusten eines Blasebalgs.

Bitte achten Sie darauf, vor allem über die Bauchmuskulatur zu atmen, so dass sich die Brust und die Schultern dabei kaum bis gar nicht bewegen.

Lassen Sie den Ausatem abrupt los und ziehen Sie den Nabel dabei in Richtung Ihrer Wirbelsäule. Beim Einatmen wölbt sich die Bauchdecke deutlich nach vorne.

Bitte atmen Sie etwa 1 mal pro Sekunde ein und aus, und wiederholen Sie diesen Vorgang 10 bis 20 mal.

Halten Sie nach der letzten Einatmung gerne so lange die Luft an, wie es Ihnen angenehm ist.

Atmen Sie nun ganz langsam und entspannt durch die Nase aus.

Spüren Sie nach.

Wiederholen Sie den Ablauf gerne für 3 Durchgänge.

Zu guter Letzt folgt noch die Sonnenatmung, die ich Ihnen bereits im Kapitel „Erkältung/Genesung" vorgestellt habe

<u>Surya Bedhana (4)</u>

Ausführung:

Bitte setzen Sie sich bequem und aufrecht hin und gönnen Sie sich einen Moment der Ruhe.

Verschließen Sie nun mit dem Ringfinger der rechten Hand Ihr linkes Nasenloch und atmen Sie durch das rechte Nasenloch ein.

Bitte halten Sie den Atem kurz an, verschließen Sie mit dem Daumen das rechte Nasenloch, nehmen den Ringfinger vom linken Nasenflügel und atmen über links wieder aus. Versuchen Sie, die Ausatmung zu verlängern.

Danach verschließen Sie erneut das linke Nasenloch und atmen wieder über rechts ein.

Führen Sie dies für 3 Minuten fort.

Hiermit ist die komplette Übungsreihe abgeschlossen.

Spätes Essen

Sie sind sich sicherlich bewusst, dass das späte Einnehmen von Mahlzeiten nicht ideal ist, da durch die Beanspruchung der Verdauungsorgane unser erholsamer Schlaf massiv beeinträchtigt wird. Darüber hinaus bringt die nächtliche Insulinausschüttung Unruhe in den Blutzuckerspiegel, was sich wiederum auf unser Hormonsystem auswirkt, insbesondere auf das Stresshormon Cortisol.

Sollte es Ihnen nicht möglich sein, das Abendessen rechtzeitig (drei bis vier Stunden vor dem Schlafen gehen) einzunehmen, so empfehle ich Ihnen, Ihren Körper durch die nachfolgende Atemübung **vor** der Mahlzeit in seiner Verdauungsarbeit zu unterstützen:

Nadhi Shodana (Wechselatmung)

Möglicherweise ist Ihnen diese Atemtechnik bereits aus dem Yoga vertraut. Es ist eine ganz wunderbare Übung mit vielen Vorteilen, insbesondere fördert sie Balance und Ausgeglichenheit in unserem Körper und Geist.

Ausführung:

Bitte sitzen Sie bequem und erlauben Sie Ihren Atem, ruhig und gleichmäßig zu fließen.

Verschließen Sie mit dem Daumen Ihrer rechten Hand Ihr rechtes Nasenloch und atmen Sie langsam über links ein.

Atmen Sie dabei ganz sanft.

Legen Sie nun Ihren Ringfinger auf den linken Nasenflügel und heben den Daumen vom rechten Nasenloch ab.

Atmen Sie nun ebenso sanft über das rechte Nasenloch wieder aus.

Nachdem Sie vollständig ausgeatmet haben, atmen sie erneut über rechts ein, verschließen dann das rechte Nasenloch wieder mit dem Daumen und heben den Ringfinger von der linken Seite ab.

Atmen Sie nun über die linke Seite aus.

Fahren Sie nun so fort, indem Sie abwechselnd ein- und ausatmen: links ein - rechts aus, rechts ein - links aus.

Genießen Sie es, für 5 bis 10 Minuten bewusst zu atmen und nehmen Sie sich anschließend einen Moment, um die Wirkung zu spüren.

Hungergefühl

Um das Hungergefühl zu mindern, empfehle ich Ihnen, für 10 Minuten <u>sanftes, reduziertes Atmen</u> (siehe Kapitel „Asthma, COPD, Long Covid").

Alternativ können Sie auch die <u>kühlende Atmung</u> anwenden (siehe Kapitel „Hitzewallungen"), um das Hungergefühl zu reduzieren.

„Ich liebe es zu atmen. Sauerstoff ist sexy!
– Kris Carr"

Heilatmung

Diese besondere Box- oder Vierecksatmung wurde von Mark Divine entwickelt und trainiert Ihre C02-Toleranz, was äußerst förderlich für Ihre Gesundheit ist. Denn je höher die CO_2-Toleranz vorhanden ist, umso effizienter erfolgt die Sauerstoffversorgung unserer Zellen.

Darüber hinaus erfüllt CO_2 noch viele weitere wertvolle Funktionen im Körper, wie beispielsweise

✗ Erweiterung der Blutgefäße und Atemwege

✗ Aufrechterhaltung eines physiologischen pH-Wertes im Blut

✗ Verhinderung von Entzündungsreaktionen

✗ Stabilisierung des Nervensystems

✗ und vieles mehr

Diese besondere Atemtechnik erweist sich als heilsam auf vielen Ebenen, da sie dazu beitragen kann, den Schlaf zu verbessern, unsere Gedächtnisleistung zu steigern, unsere emotionale Ausgeglichenheit zu fördern, unsere Selbsterkenntnisse zu verstärken und unsere Intuition zu vertiefen.

Gemäß Divine kann diese Atemübung dazu beitragen, unser Leben zu verlängern und uns sogar von schweren Krankheiten zu heilen.

Die Übung beansprucht insgesamt ungefähr eine halbe Stunde Ihrer Zeit.

Mit der App „Paced Breathing" haben Sie die Möglichkeit, die Atemintervalle sowie einen Timer für die Dauer der Atemübung nach Ihren Wünschen anzupassen. Auf diese Weise wird Ihnen die Durchführung erleichtert.

Im Verlauf der Übung verlängern sich die Atempausen, wodurch sie so intensiv wirkt. Diese Atempausen sollten nicht als starres „Luftanhalten" empfunden werden, sondern vielmehr sollen Sie sich in diese Atempausen hinein entspannen. Und genießen Sie sie! Möglicherweise erfordert dies ein wenig Geduld mit sich selbst.

Bitte setzen Sie während der Heilatmung Ihr Zwerchfell ein und atmen Sie stets tief in den Bauch. Bei der Ausatmung entleeren Sie Ihre Lunge vollständig, indem Sie am Ende der Ausatmung Ihren Nabel in Richtung Wirbelsäule ziehen.

Falls es Ihnen angenehmer ist, die Länge der Ausatmung mittels Lippenbremse durch den Mund zu regulieren, so können Sie dies gerne tun. Andernfalls empfehle ich Ihnen, ausschließlich durch die Nase zu atmen.

Ich schlage vor, die Heilatmung zur Einstimmung mit einer Runde „normaler Boxatmung" zu beginnen. Bei der Boxatmung verfolgen Sie ein bestimmtes Atemmuster, nämlich:

Einatmen, Luft halten, ausatmen, Luft halten.

Das Einhalten des Atems sollte sich hierbei keinesfalls starr oder erzwungen anfühlen.

Ausführung:

Bitte setzen oder legen Sie sich bequem hin und kommen Sie ganz bei sich an. Verbinden Sie sich gedanklich mit Ihrem Atem.

Atmen Sie nun 5 Sekunden lang ein.

Halten Sie den Atem für eine Dauer von 5 Sekunden an.

Atmen Sie 5 Sekunden lang aus.

Halten Sie den Atem für 5 Sekunden an.

Bitte führen Sie die Übung über einen Zeitraum von 5 Minuten durch.

Sie können diese Übung tagsüber jederzeit durchführen, um sich entspannt und zugleich erfrischt zu fühlen.

Sollte Ihnen das Intervall von 5 Sekunden schon zu herausfordernd sein, empfehle ich Ihnen, mit einer Dauer von 4 Sekunden zu starten.

Special Box-Breathing (Heilatmung)

In dieser Übung steigern sich die Atempausen nach der Einatmung sowie die Ausatmungslänge, so dass wir schließlich von den 22 Minuten nur 11 Minuten atmen! Wow!

Ausführung:

Beginnen Sie bitte mit dem Intervall 3-6-6-3 für die Dauer von 5 Minuten:

Atmen Sie für 3 Sekunden ein.

Halten Sie den Atem für die Dauer von 6 Sekunden an.

Atmen Sie für 6 Sekunden aus.

Halten Sie den Atem für die Dauer von 3 Sekunden an.

Kehren Sie nach Ablauf der Zeit für etwa eine Minute zu Ihrem eigenen, natürlichen Atemrhythmus zurück und spüren Sie einen Augenblick nach.

Ich nutze diese Zeit, um in der App (Paced Breathing) die Umstellung der Intervalle und des Timers vorzunehmen.

Setzen wir nun fort mit dem Intervall 4-8-8-4 für die Dauer von 10 Minuten.

Nehmen Sie sich nach Ablauf dieser Übung wieder die Zeit, um für eine Minute zu Ihrem natürlichen Atemrhythmus zurückzukommen.

Spüren Sie nach.

Anschließend folgt das Intervall 5-10-10-5 für die Dauer von 5 Minuten.

Auch hier empfehle ich, nach Abschluß der Übung wieder eine Minute lang natürlich zu atmen.

Vollenden Sie die Reihe mit einer Abfolge von 3-6-6-3 (wie zu Beginn) für die Dauer von 2 Minuten.

Spüren Sie dieses mal gerne lange nach.

Sollten Sie zu Beginn auf Schwierigkeiten stoßen, so ermutige ich Sie, nicht aufzugeben. Die Fertigkeit, die Luft länger anzuhalten, wird mit der Zeit und Übung automatisch verbessert.

*„Heilung entsteht in der Pause
zwischen Aus- und Einatmung."*
- Paracelsius

Herzklopfen, Herzrasen

Herzklopfen und Herzrasen sind häufig auftretende Symptome während der Phase der Wechseljahre, die oft von Hitzewallungen begleitet werden.

Aber auch in Zeiten größerer Belastung berichten jüngere Frauen häufig von Herzklopfen, Herzrasen oder Beklemmungen, die keine kardiologischen Ursachen aufweisen (ich gehe davon aus, dass diese Herzsymptome ärztlich abgeklärt wurden).

Die größte Entlastung für das Herz ist die tiefe Zwerchfellatmung. Es besteht sogar eine anatomische Verbindung zwischen dem Zwerchfell und dem Herzen, da das Perikard, also der Herzbeutel, an der Unterseite mit dem Zwerchfell verwachsen ist. Dadurch wird das Herz bei jeder Einatmung und Ausdehnung des Zwerchfells nach unten gezogen. Bei der Ausatmung entspannt sich das Zwerchfell wieder und kehrt nach oben zurück. Die Amplitude dieser Bewegung kann bis zu 10 Zentimeter betragen. Durch dieses Muskelpumpsystem erfüllt das Zwerchfell auch eine bedeutende Funktion für den Kreislauf, denn mittels dieser Sogkraft wird der venöse Rückfluss des Blutes von den Organen zum Herzen unterstützt.

Daher kann ein äußerst verspanntes Zwerchfell durchaus Symptome am Herzen hervorrufen.

Tiefe Bauchatmung

Die nachfolgende Übung ist äußerst hilfreich bei Herzrasen, sowie bei innerer Unruhe, Bluthochdruck, Magenschmerzen und anderen Beschwerden. Zudem gewährleistet sie eine optimale Belüftung der Lunge.

Ausführung:

Bitte nehmen Sie eine bequeme und aufrechte Sitzhaltung ein und atmen Sie gleichmäßig und ruhig durch die Nase ein und aus.

Möchten Sie zur Unterstützung vielleicht eine Hand sanft auf Ihren Bauch legen, in der Höhe Ihres Nabels?

Atmen Sie nun tief in Ihren Bauchraum ein. Während Sie einatmen, spüren Sie, wie sich Ihr Bauch nach vorne wölbt, bedingt durch das Absenken des Zwerchfells und die Verschiebung der Bauchorgane.

Bitte atmen Sie nun langsam und vollständig aus, während Sie am Ende der Ausatmung Ihren Nabel in Richtung Ihrer Wirbelsäule ziehen.

Bitte atmen Sie nun ohne Unterbrechung sanft und langsam wieder ein.

Führen Sie die Übung einige Minuten lang durch, bis Sie sich entspannt fühlen.

Vokal „O" tönen

Der Vokal "O" kann je nach Intensität der Ausführung das Herz stärken oder beruhigen. Sollten Sie ein starkes Herzklopfen verspüren, atmen Sie bitte nicht zu fordernd.

Ausführung:

Bitte setzen Sie sich bequem und aufrecht hin, atmen Sie durch die Nase ein und halten kurz in der Atemfülle inne.

Verbinden Sie sich in Ihrer Vorstellung mit dem Vokal „O".

Tönen Sie nun während des gesamten Ausatmens „OOOOOOO".

Es steht Ihnen dabei frei, in der Tonhöhe zu variieren.

Ihr Mund ist dabei deutlich geformt und die Lippen sind fest.

Bitte nehmen Sie sich die Zeit, für mindestens 3 bis 5 Minuten zu tönen oder bis Ihr Herzklopfen abgeklungen ist.

„Atmen ist Meditation; Leben ist Meditation. Du musst atmen, um zu leben, daher kommst du durch das Atmen in Kontakt mit dem heiligen Platz deines Herzens."
- Willow Smith

Hitzewallungen

Ein großer Anteil von Frauen in den Wechseljahren leidet unter Hitzewallungen.

Hierfür gibt es einige kühlende und erfrischende Atemübungen aus dem Pranayama:

Chandra Bedhana - die kühlende Mondatmung

Ausführung:

Bitte nehmen Sie Platz auf einem Stuhl oder in der Haltung von Schneidersitz oder Lotussitz. Entspannen Sie sich in Ihre Atmung hinein.

Verschließen Sie mit nun dem Daumen Ihrer rechten Hand das rechte Nasenloch und atmen Sie durch das linke Nasenloch ein.

Halten Sie den Atem für ein paar Sekunden an, verschließen mit dem Ringfinger das linke Nasenloch, heben den Daumen vom rechten Nasenflügel und atmen ganz langsam über das rechte Nasenloch aus.

Anschließend verschließen Sie wieder das rechte Nasenloch und atmen über links ein und über rechts aus und so fort.

Ich empfehle Ihnen, diese Abfolge für 4 Minuten zu wiederholen.

Sitali Pranayama (kühlende Atmung)

Bitte sitzen Sie bequem und kommen Sie zur Ruhe.

Rollen Sie Ihre Zunge zwischen den Lippen, so dass eine kleine Röhre entsteht.

Atmen Sie nun mit einem zischenden Laut durch Ihren Mund ein.

Verschließen Sie den Mund.

Atmen Sie entspannt durch die Nase aus.

Führen Sie die Übung bitte für 4 Minuten aus.

Sollten Sie Schwierigkeiten haben, Ihre Zunge zu rollen, empfehle ich Ihnen, die Zunge sanft hinter Ihre Zähne an den Gaumen zu legen und die Übung auf diese Weise auszuführen. In diesem Fall wird sie als <u>Sitkari Pranayama</u> bezeichnet.

Diese Übungen dienen der Reduzierung von innerer Hitze.

Hormondysbalancen

Wie bereits im Einleitungteil erwähnt, lassen sich Atem-übungen durch Visualisierungen effektiv verstärken.

In der folgenden Übung verwenden wir Visualisierungen, um unsere Selbstheilungskräfte zu stärken und einen positiven Einfluss auf unsere Hormone zu erzielen. Sie sind sicherlich mit dem Sprichwort vertraut: "Energie folgt der Aufmerksamkeit".

Unser Atem ist die Energie, die wir mit unserer Aufmerksamkeit überall hin lenken können.

Ausführung:

Bitte nehmen Sie eine bequeme Rückenlage ein und positionieren Sie eventuell ein kleines Kissen unter Ihrem Becken. Wenn Sie möchten, stellen Sie Ihre Beine angewinkelt auf.

Verbinden Sie sich nun mit Ihrem Herzen. Legen Sie bitte eine Hand auf Ihre Brust und atmen Sie tief in Ihr Herz hinein. Schenken Sie sich ein Lächeln! Verweilen Sie in dieser Position für einige Atemzüge. Anschließend legen Sie Ihre Arme seitlich an Ihren Körper, die Handflächen nach oben zeigend.

Stellen Sie sich bitte vor, dass Sie ein wundervolles, warmes und helles Licht durch die Finger Ihrer linken Hand einatmen. Das Licht durchströmt nun Ihr Handgelenk, um sich sanft über Ihren linken Arm bis hin zum Hals zu bewegen, wo Ihre Schilddrüse ruht. Erlauben Sie sich, dort einen Augenblick innezuhalten und halten Sie Ihren Atem an, während das Licht in Ihrer Vorstellung noch intensiver leuchtet. Lassen Sie es dann langsam durch Ihren rechten Arm über die Finger hinabgleiten und ausströmen.

Ich bitte Sie, diese Abfolge 3 bis 5 mal zu wiederholen.

Bitte legen Sie nun Ihre Beine ausgestreckt hin. Reiben Sie behutsam Ihre Hände aneinander und legen Sie Ihre erwärmten Handflächen sanft auf Ihr Becken.

Sie sind vollkommen entspannt, Ihre Schultern sind locker.

Bitte richten Sie nun Ihre Aufmerksamkeit auf Ihren linken Fuß.

Atmen Sie nun auch dort erneut das wundervolle, strahlende, sanfte Licht ganz behutsam ein, fühlen Sie, wie es über Ihre Unterschenkel an der Innenseite der Oberschenkel entlang gleitet, bis hin zum linken Eierstock.

Das Licht verweilt hier wieder für einen Augenblick, während Sie Ihren Atem kurz anhalten und es dann gedanklich sanft nach oben führen bis zur Schilddrüse an Ihrem Hals.

Bitte atmen Sie aus.

Atmen Sie erneut tief ein und richten Sie nun Ihre Aufmerksamkeit auf das Zentrum Ihres Kopfes.

Fühlen Sie, wie das zarte, behagliche Licht sich unaufhörlich ausdehnt.

Bitte atmen Sie aus.

Atmen Sie erneut sanft ein und sammeln Sie das Licht und die Energie in einem einzigen Punkt im Zentrum Ihres Kopfes.

Atmen Sie nun behutsam durch die rechte Seite aus, lenken Sie dabei Ihre Energie zurück zum Hals, zum rechten Eierstock und schließlich bis hinunter zum rechten Fuß.

Beginnen Sie nun von der rechten Seite erneut mit der Einatmung des Lichts und setzen Sie die Übung in umgekehrter Reihenfolge fort.

Nachdem Sie die Übung 5 mal wiederholt haben, beenden Sie bitte die Ausführung auf der linken Körperseite.

Summen

Summen hat ebenfalls einen wohltuenden Effekt auf den Hormonhaushalt.

(Bitte beachten Sie hierbei die Übungen zur „Schilddrüse" und das Kapitel „Summen")

In das Dritte Auge atmen (Stirn-Chakra-Atmung)

Das Dritte Auge, auch bekannt als Stirnchakra, geistiges Auge oder inneres Auge, ist energetisch mit der Zirbeldrüse verbunden. Es befindet sich auf der Stirn zwischen den Augenbrauen und wird auch als das Tor zum höheren Bewusstsein bezeichnet.

In der Zirbeldrüse wird Melatonin produziert, welches nicht nur unseren Schlaf-Wach-Rhythmus beeinflusst, sondern auch andere Hormone reguliert.

Mit dieser Atemübung können Sie Ihr Drittes Auge aktivieren. Auch wenn Sie vielleicht skeptisch sind, empfehle ich Ihnen, es gerne einmal auszuprobieren.

Ausführung:

Bitte setzen Sie sich bequem und aufrecht hin und kommen Sie zur Ruhe.

Atmen Sie während der gesamten Übung ganz langsam und sanft über die Nase ein und aus.

Bitte schließen Sie Ihre Augen.

Drehen Sie nun die Augen unter den geschlossenen Lidern nach oben und richten Sie Ihren Blick auf die Stelle zwischen Ihren Augenbrauen.

Zur besseren Orientierung empfehle ich Ihnen, den Punkt vor der Übung leicht zu berühren, zu zwicken oder zu drücken.

Möglicherweise verspüren Sie ein leichtes Ziehen an Ihren Augen.

Atmen Sie so lange weiter, wie Sie die Position ohne große Anstrengung halten können.

Entspannen Sie nun Ihre Augen wieder, ohne sie zu öffnen und wiederholen die Übung so lange, wie es Ihnen angemessen erscheint und Sie sich dabei wohlfühlen.

Kieferschmerzen

Ein verbreitetes Problem bei Frauen sind Anspannungen im Kieferbereich, da vor allem das weibliche Geschlecht dazu tendiert, die Kiefermuskulatur nicht nur für die Nahrungszerkleinerung zu verwenden, sondern auch unbewusst als Bewältigungsmechanismus für Stress (Zähneknirschen). Letztendlich kann dieses Verhalten auch zu weiteren Symptomen wie Nackenschmerzen oder Spannungskopfschmerzen führen.

Idealerweise sollte die obere und untere Zahnreihe innerhalb eines Zeitraumes von 24 Stunden nicht länger als 30 Minuten lang aufeinandertreffen, nämlich ausschließlich während des Essens beziehungsweise des Kauens. In Ruhe sollten sich die Zähne nicht berühren, die Zunge sollte entspannt oben am Gaumen ruhen und nicht gegen die Zähne drücken, der Atem sollte leicht durch die Nase fließen, selbst bei körperlicher oder geistiger Anstrengung.

Hinweis: Es ist wichtig, zu wissen, dass sich bei Frauen ein Herzinfarkt auch durch Kieferschmerzen in der linken Gesichtshälfte bemerkbar machen kann.

Ausführung der Atemübung bei Kieferschmerzen:

Bitte nehmen Sie Platz oder legen Sie sich gemütlich hin und konzentrieren Sie sich auf Ihren Atem, indem Sie ihn an der Stelle wahrnehmen, an der er am deutlichsten spürbar ist.

Schließen Sie, wenn Sie möchten, Ihre Augen.

Wenden Sie nun Ihre Aufmerksamkeit Ihrem Kiefer zu.

Bitte nehmen Sie wahr, wie sich Ihr Kiefer anfühlt. Spüren Sie die vorhandene Anspannung. Erlauben Sie sich, den Kiefer behutsam zu bewegen und ihn sanft zu lockern.

Lenken Sie nun Ihre Aufmerksamkeit sowohl auf Ihren Kiefer als auch auf Ihren Atem. Visualisieren Sie, wie Sie förmlich in Ihren Kiefer hinein atmen.

Erlauben Sie sich, mit jeder Ausatmung behutsam die Spannung aus Ihrem Kiefer loszulassen. Möglicherweise können Sie einen Lichtstrahl in Ihrer bevorzugten Farbe visualisieren, der mit jedem Atemzug in Ihren Kiefer einströmt und sich im gesamten Kopfbereich ausbreitet. Dieser Lichtstrahl absorbiert die Anspannung und den Schmerz. Gestatten Sie ihm, sanft mit der Ausatmung aus Ihnen heraus zu fließen.

Ich bitte Sie, diese Übung für einen Zeitraum von etwa 3 bis 5 Minuten zu wiederholen.

Bleiben Sie bitte realistisch mit Ihren Erwartungen!

Es ist wichtig zu verstehen, dass langjährige Beschwerden nicht von heute auf morgen einfach "weggeatmet" werden können.

Durch die regelmäßige Anwendung dieser Übungen werden Sie mit der Zeit jedoch eine spürbare Erleichterung erfahren.

Zähneknirschen, Kieferpressen nachts

Sollten Sie unter Zähneknirschen oder nächtlichen Kieferpressen leiden, schlagen Sie bitte im Kapitel „akuter Stress" die Übung „20 verbundenen Atemzüge" nach.

Die kleine Variation dieser Übung könnte Ihnen sehr nützlich sein. Es empfiehlt sich, diese im Bett vor dem Einschlafen zu praktizieren.

Legen Sie Ihre Zunge sanft zwischen Ihre Zähne, während Sie die 20 verbundenen Atemzüge ausführen.

Sie sollten ausschließlich durch die Nase ein- und ausatmen, wobei der Mund geschlossen bleibt und die Zunge wahlweise vor Ihrer Zahnreihe hinter der Ober- oder Unterlippe ruht.

Während der gesamten Übung verbleibt die Zunge in dieser Position.

Gähnen

Selbst ein ausgedehntes und bewusst verlängertes Gähnen stellt eine kurze, jedoch äußerst effektive Übung gegen einen verspannten Kiefer dar.

Das Gähnen zählt ohne Zweifel zu den natürlichsten Reflexen, die nicht nur bei Menschen, sondern auch im Tierreich anzutreffen sind. Gähnen verschafft Energie, kann das Nervensystem regulieren und bringt Entspannung.

Kulturell und gesellschaftlich sind wir darauf konditioniert, Gähnen zurückzuhalten, zu unterdrücken oder zumindest die Hand vor den Mund zu halten. Gähnen wird als unhöflich angesehen und signalisiert unserem Gegenüber Langeweile. Doch das Gegenteil ist der Fall: Gähnen wirkt ansteckend und schafft Verbundenheit.

Ich möchte Sie hiermit ermutigen, Ihr Gähnen zu zelebrieren. Öffnen Sie Ihren Kiefer weit, schauen Sie nach oben und gähnen Sie immer wieder, lassen Sie auch Töne natürlich herausströmen, so lange, bis Ihre Augen tränen. Recken und strecken Sie sich, lassen Sie es einfach geschehen.

Kopfschmerzen, Migräne

Kopfschmerzen und Migräne können äußerst belastend sein und das Wohlbefinden erheblich beeinträchtigen. Eine Technik aus dem Pranayama, die Ihnen möglicherweise Linderung verschaffen kann, ist die

<u>Wechselatmung (Nadi Shodana)</u>

Diese Atemübung hat eine reinigende Wirkung und bringt die Gehirnhälften in Einklang.

Ausführung:

Bitte sitzen Sie bequem und lassen Sie Ihren Atem entspannt kommen und gehen.

Verschließen Sie nach der Ausatmung mit dem Daumen das rechte Nasenloch und atmen langsam über das linke Nasenloch ein.

Atmen Sie dabei ganz sanft.

Legen Sie nun den Ringfinger auf den linken Nasenflügel und heben den Daumen hoch.

Atmen Sie nun ebenso sanft über rechts aus.

Nach der vollständigen Ausatmung atmen Sie bitte erneut über rechts ein, verschließen dann das rechte Nasenloch wieder mit dem Daumen und heben den Ringfinger von der linken Seite ab.

Atmen Sie nun über das linke Nasenloch aus.

Bitte fahren Sie nun so fort, immer im Wechsel: links ein-rechts aus, rechts ein - links aus.

Nehmen Sie sich dafür gerne 5 bis 10 Minuten Zeit und spüren Sie im Anschluss nach.

Den Vokal „I" tönen

Wie schon zuvor bei anderen Beschwerden können einzelne Vokale eingesetzt werden, um durch ihre bestimmte Schwingung in verschiedene Körperregionen zu gelangen. Der Vokal „I" resoniert vor allem im Kopfbereich und kann deshalb gut bei Konzentrationsschwierigkeiten, Ohrenschmerzen oder Kopfschmerzen eingesetzt werden.

Ausführung:

Bitte setzen Sie sich bequem hin und atmen Sie einige Male ruhig durch die Nase ein und aus.

Ich bitte Sie nun, während der gesamten folgenden Ausatmung den Vokal „IIIIIII" zu tönen.

Lächeln Sie dabei mit breiten Lippen, Ihr Gesicht strahlt Freude aus, Ihre Zungenspitze ist sanft an die unteren Zähne gelegt.

Spielen Sie mit der Tonhöhe und bleiben Sie bei derjenigen, mit der Sie sich am wohlsten fühlen.

Bitte wiederholen Sie die Übung für einen Zeitraum von 3 bis 5 Minuten.

Kohärenzatmung

Auch die Anwendung der Kohärenzatmung kann bei Kopfschmerzen oder Migräne äußerst hilfreich sein und sogar dazu beitragen, Attacken vorzubeugen.

Eine unabdingbare Voraussetzung hierfür ist jedoch eine tägliche Atempraxis für 3 mal 5 Minuten.

Das Besondere an der Methode des kohärenten Atmens liegt darin, dass man jeweils 5 Sekunden ein- und 5 Sekunden ausatmet.

Dies geschieht ohne Pause.

Die Einatmung erfolgt dabei aktiv, während Sie beim Ausatmen die Luft einfach entspannt ausströmen lassen. Die

Kohärenzatmung kann im Sitzen, Liegen, Stehen oder sogar Gehen praktiziert werden.

Durch kohärentes Atmen werden der Blutdruck, der Herzschlag, die Atmung und das Gehirn in Einklang gebracht.

Falls Sie unter derart starken Migräneanfällen leiden, dass die Durchführung der Atemübungen nicht möglich ist, empfehle ich Ihnen, diese in beschwerdefreien Zeiten zu praktizieren oder alternativ Entspannungsatemübungen durchzuführen.

Krebs

Dieses Kapitel ist emotional sehr berührend für mich und nach reiflicher Überlegung habe ich mich nun doch entschieden, es in dieses Buch mit aufzunehmen, da ich selbst von dieser Thematik betroffen bin.

Es soll keinesfalls der Eindruck erweckt werden, dass durch Atemübungen Krebs geheilt werden kann. Dennoch können regelmäßige Übungen während der Diagnose, Therapie und den damit einhergehenden Herausforderungen eine bedeutende Unterstützung darstellen und zur Genesung und zum Wohlbefinden beitragen.

Wie dies geschieht, werde ich etwas genauer auf den folgenden Seiten erläutern.

Hierzu gehört allerdings auch das grundlegende Verständnis der Atemphysiologie auf zellulärer Ebene.

Wie bereits im Kapitel „Grundsätzliches zum Atem" beschrieben wurde, kann chronisches Überatmen - also ein Zuviel, eine zu flache oder zu schnelle Atmung - zu einer Unterversorgung der Zellen mit Sauerstoff führen (Bohr-Effekt).

Es ist von großer Wichtigkeit, einen angemessenen CO_2-Spiegel im Blut aufrechtzuerhalten, damit das Sauerstoffatom die Möglichkeit hat, sich vom Hämoglobin, von dem es im Blut transportiert wird, zu lösen und in die Zellen zu gelangen.

Bei anhaltender Hyperventilation liegt ein Mangel an Kohlendioxid im Blut vor, was zu einer Veränderung des Zellstoffwechsels durch Sauerstoffmangel führt, der in den anaeroben Stoffwechsel übergeht.

Auf lange Sicht führt dies zu erhöhten Laktatkonzentrationen (Milchsäure), der Bildung freier Radikale und einer Übersäuerung in den Zellen.

Gewöhnlichen Zellen wird durch diese Sauerstoffunterversorgung Schaden zugefügt. Die Krebszellen hingegen gedeihen in dieser Umgebung.

Die Unterversorgung der Zellen mit Sauerstoff wird seit langem als entscheidender Faktor für Aggressivität und Metastasierung von Tumoren betrachtet. Zudem ist sie mit einer ungünstigeren Prognose, Therapieresistenz (gegen Strahlen- und Chemotherapie) und einer höheren Rate an lokalen Rezidiven verbunden. Betrachtet man das Atemverhalten von Patientinnen mit Krebs, fällt oft auf, dass sie häufiger als üblich atmen (20 bis 45 mal pro Minute). Wenn dieses Atemverhalten beibehalten wird, verschlechtert sich die Prognose.

In Studien zu täglichen Atemübungen bei Krebspatientinnen wurde festgestellt, dass die Probandinnen signifikant höhere langfristige Überlebensraten aufwiesen.

Im Zuge einer sorgfältig durchgeführten klinischen Studie an 120 Patientinnen, die an metastasierendem Brustkrebs litten, bekamen alle die Standardtherapie verabreicht, welche unter anderem eine chirurgische Tumorresektion beinhaltete. Davon führten 67 Patientinnen zusätzlich tägliche Atemübungen durch. Die 3-Jahres-Mortalitätsrate betrug in der Interventionsgruppe 4,5%, während sie in der Kontrollgruppe 24,5% betrug. Es sei angemerkt, dass sämtliche Patientinnen, die es schafften, ihre Atmung zu normalisieren, überlebten.

Hinweise zu diesen Studien sind im Anhang des Buches zu finden.

Was bedeutet dies nun für betroffene Frauen?

Aus meiner eigenen Erfahrung kann ich berichten, dass tägliche Atemübungen eine wertvolle Unterstützung leisten

✗ in Zeiten, in denen ich Ängste habe

✗ vor bevorstehenden Arztterminen oder Unterschungen

✗ wenn man auf Ergebnisse oder Befunde wartet

✗ bei Schlafstörungen

✗ wenn die Gedanken sich im Kreis drehen

Durch die regelmäßige Ausführung meiner Atemübungen erfahre ich Stabilität und Stärke, finde schnell wieder in mein inneres Gleichgewicht zurück und fühle mich ausgeglichen.

Ich bin in der Lage, meine Bedürfnisse viel deutlicher wahrzunehmen, lebe intensiver im Hier und Jetzt und empfinde tiefe Dankbarkeit.

Dies alles verdanke ich meinem Atem.

Ich bin fest davon überzeugt, dass die tägliche Atempraxis einen erheblichen Einfluss auf mein körperliches Wohlbefinden hat, trotz einer anfänglich ungünstigen Prognose.

Eine Krebsdiagnose ist ohne Zweifel ein tiefgreifender Einschnitt im Leben eines Menschen.

Atemübungen sind sehr leicht erlernbar und bergen ein enormes Potential.

Fühlen Sie sich herzlich eingeladen, dieses zu nutzen!

Die bedeutendsten Atemübungen sind jene, die Ihre CO_2-Toleranz steigern, wie beispielsweise reduziertes Atmen und Atemtechniken mit Atempausen (siehe Kapitel „Heilatmung").

Auch Atemübungen zur Entspannung sind hilfreich in seelisch herausfordernden Zeiten.

Ohrensausen, Schwindel, Tinnitus

Den Frauen, die mit Ohrenproblemen und Schwindel zu kämpfen haben, empfehle ich Summen mit verschlossenem Gehörgang.

Ausführung:

Bitte setzen Sie sich bequem und aufrecht hin.

Nehmen Sie ein paar sanfte Atemzüge durch die Nase und lassen Sie den Atem bis tief in den Bauch strömen.

Nehmen Sie nun erneut einen tiefen Atemzug und verweilen Sie kurz in der Atemfülle. Verschließen Sie mit den Daumen Ihre Ohren und legen Sie die restlichen Finger auf Ihre Augen. Auf diese Weise können Sie den Vorgang des Summens noch intensivieren.

Atmen Sie nun langsam summend aus. Variieren Sie gerne mit der Tonhöhe, bis Sie diejenige gefunden haben, mit welcher Sie am besten resonieren.

Ich empfehle Ihnen, die Übung 5 bis 10 mal zu wiederholen.

Des Weiteren können entspannende Atemübungen (siehe Kapitel „Entspannung" oder „Anti-Stress-Atmung") bei diesen Themen von Nutzen sein.

„Lerne, auszuatmen, der Einatem wird sich von selbst einstellen."
- Carla Melucci Ardito

Rauchentwöhnung, Lungenreinigung

Frauen greifen meist aus anderen Gründen zur Zigarette als Männer.

Man kann beobachten, dass Männer häufiger zur Stimulation rauchen, während Frauen eher zum Ziel haben, ihre Nervosität zu lindern oder Ärger und Frustrationen im familiären, partnerschaftlichen oder beruflichen Umfeld abzubauen. Rauchen scheint vermeintlich dabei zu helfen, Wut und Aggressionen zu reduzieren oder der Trauer und Einsamkeit zu entfliehen.

Wie wunderbar wäre es, eine gesunde Alternative zu erlernen, um seine Emotionen mit Hilfe einer einfachen Methode zu durchleben, diese nicht zu unterdrücken und möglicherweise sogar dieses Laster für immer loszulassen?

Diese Hilfe stellt sich - wie überraschend – als Ihr Atem heraus!

Übung zur Lungenreinigung

Diese Übung mag anfänglich als recht herausfordernd empfunden werden und möglicherweise von starkem

Hustenreiz begleitet sein. Dies könnte Ihnen deutlich machen, wie sehr Ihre Lunge beansprucht wurde.

Kontraindikation: Bluthochdruck

In diesem Falle empfehle ich Ihnen, Ihren Blutdruck durch kohärentes Atmen zu regulieren und erst danach mit der Lungenreinigung zu beginnen (siehe Kapitel „Bluthochdruck").

Ausführung:

Bitte setzen Sie sich bequem und aufrecht hin und atmen Sie ein paar Atemzüge in Ihrem eigenen Rhythmus ein und aus.

Zählen Sie nun während Ihrer nächsten Einatmung bis 8.

Die darauffolgende Ausatmung beträgt ebenfalls 8 Zählschritte.

Verweilen Sie anschließend mit leerer Lunge für 16 Zählschritte in der Atempause.

Zu Beginn mag es Ihnen womöglich schwer fallen, dieses Ziel zu erreichen. Ich empfehle Ihnen, die Atempause zu Beginn so lange wie möglich durchzuführen und sie dann allmählich zu steigern.

Bitte wiederholen Sie die Übung 3 bis 5 mal, um optimale Ergebnisse zu erzielen. Üben Sie bitte jeden Tag.

Kapalabathi

Auch die Feueratmung eignet sich sehr gut zur Lungenreinigung, der Reinigung der Nase und der Nasennebenhöhlen.

Kontraindikationen: Schwangerschaft, Menstruation Atemwegs- und Herzerkrankungen, Fieber, Epilepsie, Bluthochdruck, Magenbeschwerden.

Ausführung:

Bitte setzen Sie sich bequem und aufrecht hin.

Atmen Sie durch die Nase ein und verharren Sie einen Moment in der Atemfülle.

Nun atmen Sie die Luft schnaubend aus, als wollten Sie einen Fussel aus den Nasenlöchern loswerden.

Die Einatmung erfolgt völlig passiv, das heißt, Sie legen den Fokus komplett auf eine **aktive Ausatmung**.

Die Frequenz sollte ungefähr einen Atemzug pro Sekunde betragen.

Bitte halten Sie nach der letzten Ausatmung die Luft an und warten Sie geduldig und entspannt, bis der Einatemimpuls natürlich kommt.

Spüren Sie eine Weile nach.

Ich empfehle Ihnen, die Übung 10 bis 30 mal zu wiederholen, wobei Sie mit weniger Wiederholungen beginnen sollten.

Praktizieren Sie gerne 3 Durchgänge.

Schilddrüse

Viele Frauen leiden unter Schilddrüsenproblemen. Dies scheint neben körperlichen Ursachen auch in Verbindung mit dem Halschakra zu stehen, denn oft haben wir Frauen nicht gelernt, unsere Bedürfnisse angemessen auszudrücken und schlucken stattdessen Vieles herunter.

Es freut mich daher sehr, dass wir durch gezielte Atemübungen die Möglichkeit haben, unsere Schilddrüse zu unterstützen.

Ujjayi-Atmung (Kriegeratmung, Oceanbreath, Meeresatmung)

Möglicherweise ist Ihnen diese Atmung bereits aus dem Yoga vertraut, da auch sie ihren Ursprung im Pranayama hat.

Ausführung:

Bitte setzen oder legen Sie sich bequem hin und atmen mit verengter Stimmritze im Kehlkopf langsam ein und aus.

Dabei entsteht ein hauchendes Geräusch, das ein wenig an das Rauschen des Meeres erinnert.

Um Ihnen die Ausführung zu erleichtern, können Sie sich vorstellen, direkt durch den Kehlkopf ein- und auszuatmen.

Sollte es Ihnen dabei schwindelig werden, kehren Sie bitte zur normalen Atmung zurück.

Führen Sie diese Übung durch, so lange Sie sich dabei wohlfühlen. Atmen Sie sehr sanft. Alles darf sich leicht und angenehm anfühlen.

Summen

Durch die sanfte Vibration im Kopf und Halsbereich wirkt sich das Summen äußerst wohltuend auf die Schilddrüse aus. Das kleine Organ wird dadurch besser durchblutet, während sich die umliegende Muskulatur entspannt.

Ausführung:

Bitte setzen Sie sich bequem und aufrecht hin.

Nehmen Sie ein paar sanfte Atemzüge durch die Nase und lassen Sie den Atem bis tief in den Bauch strömen.

Nehmen Sie nun erneut einen tiefen Atemzug und verweilen Sie kurz in der Atemfülle. Atmen Sie nun langsam summend aus. Variieren Sie gerne mit der Tonhöhe, bis Sie diejenige gefunden haben, mit welcher Sie am besten resonieren.

Ich empfehle Ihnen, die Übung 5 bis 10 mal zu wiederholen.

<u>Vokal „E" tönen</u>

Der Vokal „E" erweist sich als förderlich für den gesamten Halsbereich, insbesondere für die Schilddrüse, aber auch für den Kehlkopf und die Stimmbänder.

Auch bei Erkältungen kann diese Übung unterstützend angewendet werden.

Ausführung:

Bitte setzen Sie sich bequem und aufrecht hin und atmen Sie sanft durch die Nase ein und aus.

Tönen Sie nun bei der Ausatmung den Vokal „EEEEEEE" und richten Sie Ihre Aufmerksamkeit auf Ihre Schilddrüse.

Wiederholen Sie dies gerne für 3 bis 5 Minuten.

Während der Übung lächelt der Mund breit, während die Zunge dabei sanft an die unteren Schneidezähne gedrückt wird.

Chakra-Atmung (Halschakra)

Die Chakra-Atmung ist eine kraftvolle Atempraxis, um die Energie im Halsbereich zu aktivieren.

Ausführung:

Bitte atmen Sie mit sieben kleinen Stößen durch den Mund ein und benutzen Sie dabei Ihre Bauchmuskeln. Das bedeutet, dass Sie jeden Atemzug sowohl im Bauch als auch im Hals spüren.

Bleiben Sie einen Augenblick in der Atemfülle.

Atmen Sie anschließend mit sieben kleinen Atemstößen wieder aus.

Ich empfehle Ihnen, die Übung 3 bis 5 mal zu wiederholen.

Schlaf

Bis zu 50% der Frauen leiden in ihrer Lebensmitte unter Schlafstörungen. In verschiedenen Studien konnte gezeigt werden, dass zu wenig Schlaf direkt zu einer Erhöhung der Blutdruckwerte und auch zu einem erhöhten Risiko für Herzinfarkte und Schlaganfälle führt.

Es stehen Ihnen eine Vielzahl von Atemtechniken zur Verfügung, die dazu beitragen können, gut einzuschlafen und einen erholsamen Schlaf zu fördern. Eine der effektivsten und bekanntesten Übungen ist die sogenannte 4-7-8-Atmung.

Dr. Weil aus Arizona, der die genannte Methode populär gemacht hat, bezeichnet sie auch als „Relaxing Breath". Diese Übung wird auch als wirksam gegen innere Unruhe und Panikattacken beschrieben.

Und so wird sie ausgeführt:

Bitte sitzen oder liegen Sie bequem.

Atmen Sie auf 4 Zählschritte ein.

Halten Sie nun den Atem für 7 Zählschritte an.

Nun atmen Sie auf 8 Zählschritte aus.

137

Führen Sie bitte 4 bis 8 Atemrunden auf diese Weise durch und lassen Sie sich idealerweise dabei sanft in den Schlaf gleiten.

Für einen gesunden Schlaf und zur Reduzierung von Schnarchen könnte es förderlich sein, den Mund mittels eines „Mouth Tapes" zuzukleben, um die schädliche Mundatmung während des Schlafes zu verhindern. Dieser Tipp mag am Anfang vielleicht befremdlich oder beängstigend auf Sie wirken, jedoch kann diese Methode zu einem deutlich erholsameren Schlaf führen, da dadurch die unphysiologische Überatmung durch den Mund vermieden werden kann.

„Die Atmung beeinflusst dein
Atmungs-, Herz-Kreislauf-, Neuro-,
Magen-Darm-, Muskel- und
psychisches System und hat auch
einen allgemeinen Einfluss auf deinen
Schlaf, dein Gedächtnis, deine
Konzentrationsfähigkeit und dein
Energieniveau."
- Donna Farhi

Schluckauf

Schluckauf kann äußerst unangenehm sein. Er wird durch sich wiederholende, unwillkürliche Kontraktionen des Zwerchfells verursacht. Der gleichzeitige Verschluss der Stimmritze führt zum charakteristischen Geräusch des „Hicksens".

In den meisten Fällen erweist sich Schluckauf als lästig, aber harmlos. Sollte er sich chronifizieren (über 48 Stunden), empfehle ich, ärztlichen Rat einzuholen.

Ursachen für Schluckauf können häufig sein:

✗ das schnelle, hastige Essen

✗ der Konsum von kohlensäurehaltigen (kalten) Getränken

✗ der Genuss von Alkohol

✗ ein überfüllter Magen

Übungen gegen Schluckauf:

Bitte atmen Sie tief ein und halten Sie die Luft an, während Sie zur Ruhe kommen. Dies trägt dazu bei, das Zwerchfell zu stabilisieren.

Diese Übung kann noch weiter gesteigert werden:

Bitte atmen Sie ein und halten Sie für einen Moment die Luft an. Anschließend nehmen Sie (ohne auszuatmen) einen weiteren Atemzug ein und halten erneut die Luft an, bis sich der Reflex zur Ausatmung von selbst einstellt.

Zwerchfellatmung

Legen Sie Ihre Hand auf Ihre unteren Rippen und atmen Sie so ein, dass sich die Hände mit den Rippen langsam zu den Seiten ausdehnen. Bei jeder Ausatmung schwingen die Rippen sanft zurück.

Bitte wiederholen Sie dies einige Male.

„*Atmen mit Geist und Seele lehrt uns,*
dass wir alle in Liebe verbunden sind."
- Dan Brule

Schmerzen

Schmerzen auf Körperebene

Viele Frauen leiden unter chronischen, anhaltenden oder wiederkehrenden Schmerzen. Die Ursache für diese Schmerzen liegt oft in einem Mangel an Mikronährstoffen oder an Sauerstoffmangel. Das bedeutet, dass sich eine Verbesserung der Sauerstoffversorgung im Körper positiv auf Schmerzen auswirken kann.

Dies wird insbesondere durch <u>Übungen zur Entspannung</u> und durch <u>reduziertes Atmen</u> erreicht.

Es ist Ihnen sicherlich bekannt, dass Atemübungen einen positiven Effekt auf Schmerzen haben können. Betrachten Sie nur einmal die Veratmung der Wehen während des Geburtsprozesses.

Schon durch die Umstellung von der Brustatmung, die potentiell Anspannungen im Rücken und Nacken auslösen kann, zur tiefen Bauchatmung, ist es möglich, Schmerzen zu reduzieren oder sogar gänzlich zu beseitigen.

Die Bauchatmung bringt noch folgende positive Effekte mit sich:

✗ die Haltung wird verbessert
✗ die Wirbelsäule wird entlastet
✗ der Beckenboden entspannt sich

In den Schmerz summen

Im Summen liegt eine heilsame Kraft, die dazu in der Lage ist, Schmerzen zu lindern. Weitere Informationen dazu finden Sie im Kapitel „Summen".

Seit Urzeiten ist den Menschen die heilende Wirkung des Summens bekannt. Bei Schmerzzuständen empfehle ich daher folgende Übung:

Bitte setzen Sie sich bequem hin und kommen Sie einen Augenblick zur Ruhe.

Lenken Sie Ihre Aufmerksamkeit auf die schmerzende Stelle und atmen Sie sanft hinein.

Halten Sie gerne nach der Einatmung einen Moment die Luft an und stellen Sie sich vor, wie sich die Energie am Ort des Schmerzes ausdehnt.

Nun atmen Sie summend wieder aus, verweilen Sie mit der Aufmerksamkeit bei Ihrer Schmerzstelle. Spielen Sie mit der Tonhöhe, welche empfinden Sie als wohltuend?

Lassen Sie den Schmerz mit der Ausatmung und dem Summton in Ihrer Vorstellung aus sich herausfließen. Sollte es Ihnen die Übung erleichtern, visualisieren Sie zusätzlich ein warmes Licht.

Bitte wiederholen Sie diesen Ablauf 5 bis 10 mal und spüren Sie nach.

Atmen mit Fingerdruckpunkten

Ich persönlich liebe das Atmen mit Fingerdruckpunkten. Diese beeindruckende Technik stammt aus der Lehre des „erfahrbaren Atems" von Ilse Middendorf. Im erfahrbaren Atem offenbaren sich Gesetzmäßigkeiten, die sich im Laufe der Zeit als erfahrungswissenschaftlich gültig für alle Menschen gleichermaßen erwiesen haben. Zu diesen zählt das Atmen in Kombination mit Finger- oder Fußdruckpunkten. An dieser Stelle möchte ich mich auf die Fingerdruckpunkte konzentrieren.

Es erfordert eine gewisse Übung, den Fingern den entsprechenden Atemraum zuzuordnen, doch es ist ein erstaunliches Phänomen mit enormer Wirkung.

Fühlen Sie sich herzlich eingeladen, diese Übung in aller Ruhe auszuprobieren. Nehmen Sie zunächst Ihre drei Hauptatemräume mit folgender Anleitung bewusst wahr.

Ausführung:

Bitte setzen oder legen Sie sich bequem hin. Ihre Hände liegen dabei locker auf den Oberschenkeln oder seitlich am Körper, wenn Sie sich in Rückenlage befinden.

Schließen Sie gerne Ihre Augen und atmen Sie ein paar mal sanft und bewusst ein und aus.

Legen Sie eine Hand locker auf Ihren Bauch und nehmen Sie wahr, wie sie sich beim Einatmen mit der Bauchdecke hebt und mit der Ausatmung zurück sinkt.

Verweilen Sie so für einige Atemzüge.

Spüren Sie nach.

Dieser Bereich wird als der **untere** Atemraum bezeichnet.

Bitte platzieren Sie nun Ihre Hände seitlich auf Ihren unteren Rippen, wobei die Daumen zum Rücken zeigen und die übrigen Finger nach vorne zum Bauchnabel hin ausgestreckt sind.

Atmen Sie nun gegen Ihre Hände in die Seiten.

Spüren Sie, wie Ihre Rippen sich weiten?

Mit der Ausatmung sinkt alles wieder zurück an den ursprünglichen Platz.

Fahren Sie für ein paar weitere Atemzüge fort.

Nun spüren Sie nach.

Dies ist der Bereich des **mittleren** Atemraums.

Legen Sie nun Ihre Hände auf die Brust, sodass die Fingerspitzen Ihre Schlüsselbeine berühren. Ihr Atem sollte jetzt deutlich in dieser Zone spürbar sein, dabei heben und senken sich sogar die Schultern leicht bei jeder Ein- und Ausatmung.

Verweilen Sie auch hier für ein paar Atemzüge, bevor Sie erneut in sich hinein spüren.

Dies ist der **obere** Atemraum.

Eine wunderbare Übung besteht darin, alle Atemräume von unten nach oben miteinander zu verbinden, um sich vollständig aufzufüllen und sich im Anschluss wieder komplett zu entleeren. Dies sollte in einem gleichmäßigen Fluss geschehen.

Diese Praxis wird im Pranayama „Full Yogic Breath" oder Vollatmung genannt und erweist sich als sehr wohltuend und entspannend.

Sie dürfen die Vollatmung gerne täglich mehrmals ausführen.

Lassen Sie uns nun über die Fingerdruckpunkten sprechen:

Durch Berührung der Fingerkuppen können bestimmte Atemräume reflexartig aktiviert werden, was zu einer verstärkten Atembewegung im jeweiligen Raum führt. Dies können Sie mit etwas Übung selbst erfahren und Ihren Atem gezielt in gewisse Zonen lenken.

Stellen Sie sich die Wirkung bitte nicht vor, sondern lassen Sie sich vom Ergebnis überraschen.

Beginnen Sie damit, die Fingerkuppen der Mittelfinger sanft aneinander zu legen. Die übrigen Finger sind eingeklappt und berühren sich nicht.

Bitte schließen Sie nun Ihre Augen und nehmen Sie einige Atemzüge durch die Nase.

Wo nehmen Sie Ihren Atem verstärkt wahr? Bitte atmen Sie auf diese Weise einige Minuten weiter.

Wechseln Sie nun bitte zum kleinen Finger und zum Ringfinger.

Erneut berühren sich nur diese Fingerkuppen beider Hände.

Atmen Sie eine Weile entspannt weiter und achten Sie auf die verstärkte Atembewegung in Ihrem Körper.

Fahren Sie nun auf dieselbe Weise fort, indem sich die Fingerkuppen Ihrer Daumen und Zeigefinger zusammenführen.

Nehmen Sie sich auch mit dieser Konstellation einige Minuten Zeit, die Atembewegung wahrzunehmen.

Zum Schluss berühren sich alle Fingerkuppen gleichzeitig.

Haben Sie Unterschiede bemerkt?

Zur Aufklärung:

Die Mittelfinger sind dem mittleren Atemraum zugeordnet, während der kleine Finger und der Ringfinger den unteren Atemraum verstärken. Der Daumen und der Zeigefinger hingegen gehören zum oberen Atemraum.

Diese Methode eignet sich hervorragend zur Linderung von Schmerzen.

Sollten Sie beispielsweise unter Kopfschmerzen leiden, empfehle ich Ihnen, die Fingerdruckpunkte für den oberen Atemraum zu nutzen. Bei Unterleibsschmerzen oder Blasenentzündung kann man den Atem im unteren Raum intensivieren.

Schon manche Halswirbelblockade konnte ich auf diese Weise erfolgreich lösen.

Übrigens: Die Berührung sämtlicher Fingerkuppen sammelt Konzentration und schenkt Kraft. Möglicherweise haben Sie diese Geste schon bei der ein oder anderen Rednerin beobachtet.

Falls Sie sich außer Haus befinden und diese Übung diskret durchführen wollen, besteht auch die Möglichkeit, die Fingerspitzen der entsprechenden Zone, die Sie unterstützen möchten, beidseitig auf eine Armlehne oder Ihre Oberschenkel zu legen.

In meinem Alltag ist die Atmung mit Fingerdruckpunkten fest integriert und nicht mehr wegzudenken.

Ich habe so ein mächtiges Werkzeug gefunden, um Schmerzen schnell und nachhaltig zu lindern.

Schmerzen im unteren Rücken

Rückenschmerzen im unteren Bereich können durch gezieltes Atmen in diesen Bereich abgemindert werden. Legen Sie dazu Ihre Hände auf den unteren Rücken und lenken Sie Ihre Aufmerksamkeit auf diese Zone. Lassen Sie Ihren Atem sanft dorthin fließen, während sich Ihre Hände leicht nach hinten und außen bewegen.

Bitte atmen Sie auf diese Weise ruhig und entspannt für 3 bis 5 Minuten.

Nackenschmerzen oder Schmerzen in der Brustwirbelsäule

Möglicherweise plagen Sie sich mit Beschwerden im Nacken oder in der Brustwirbelsäule.

Nehmen Sie bitte Platz auf einem Stuhl und beugen Sie sich mit dem Oberkörper sanft nach vorne, so dass Sie Ihre Unterarme auf Ihren Oberschenkeln ablegen können. Lassen Sie Ihren Kopf dabei entspannt nach unten sinken.

Bitte atmen Sie nun ruhig und gleichmäßig in den Raum zwischen Ihren Schulterblättern.

Wenn sich diese nur ein paar Millimeter nach rechts und links bewegen, liegen Sie richtig. Halten Sie diese Position für ein paar Minuten bei, atmen Sie gleichmäßig weiter und spüren Sie anschließend nach.

Seelische Schmerzen, verletzte Emotionen

Es ist erwiesen, dass seelische Schmerzen und verletzte Emotionen Frauen in stärkerem Maße betreffen als Männer. Dies liegt unter anderem daran, dass Männer aufgrund des Hormons Testosteron einen biologischen Vorteil haben, der es ihnen ermöglicht, Meinungsverschiedenheiten neutraler zu betrachten.

Daher sind auch signifikant mehr Damen als Herren vom sogenannten „broken-heart-syndrome" (Syndrom des gebrochenen Herzens) betroffen.

In Momenten seelischer Verletzungen und Schmerzen kann Ihr Atem Ihnen eine wertvolle Stütze sein.

In Situationen, die Ihnen wehtun oder die Sie blockieren, empfehle ich Ihnen, zunächst tief in Ihr Herz zu atmen und sich mit diesem zu verbinden. Wenn es Ihnen hilft, legen Sie sanft eine Hand auf Ihre Brust, schließen die Augen und visualisieren Ihre Lieblingsfarbe. Falls Ihnen keine Farbe in den Sinn kommt, so wählen Sie das beruhigende und dem Herzchakra zugeordnete Grün.

Atmen Sie nun tief durch die Nase in Ihren Bauch, bis hin zu Ihrem Herzen. Verweilen Sie einen Augenblick in der

Atemfülle und lassen Sie die Luft mit einem kraftvollen "AAAAAAA" aus sich strömen.

Sie können die Übung auch noch intensivieren, indem Sie 10 mal langsam ein- und ausatmen.

Stellen Sie sich bitte eine Situation vor, in der Sie große Dankbarkeit empfunden haben, wie beispielsweise bei der Geburt Ihres Kindes, einem wundervollen Geschenk oder einer Situation der Nächstenliebe. Lassen Sie diese Dankbarkeit in Ihrem Herzen aufleben und spüren Sie sie intensiv.

Atmen Sie nun behutsam in Ihr Herz, halten Sie den Atem für einige Augenblicke und atmen Sie ruhig und langsam wieder aus.

Führen Sie diese Übung bitte über einen Zeitraum von 14 Tagen unmittelbar nach dem Aufwachen durch.

Möglicherweise fühlen Sie sich nach diesen Übungen nicht unmittelbar erleichtert. Oftmals sind alte Traumata oder Verletzungen tief in unserem Inneren verborgen und benötigen Zeit, um Schicht für Schicht gelöst zu werden.

Es könnte geschehen, dass Ihnen während der Übung Tränen in die Augen steigen. Erlauben Sie ihnen einfach, frei zu fließen, und Sie werden bemerken, wie es sich von mal zu mal leichter anfühlt.

Die Herzatmung kann Sie auf Ihrem Weg wunderbar unterstützen.

„*Wenn die Lebenssituation neblig erscheint, der Weg unklar und der Geist schwerfällig, erinnere dich an deinen Atem. Er hat die Kraft, dir Frieden zu schenken. Er hat die Kraft, die ungelöste Gleichung des Lebens zu lösen.*"

- *Armit Ray*

Schwangerschaft

An dieser Stelle möchte ich keine Atemtechniken erläutern, die während des Geburtsvorgangs angewendet werden können. Diese werden Sie zweifellos von Ihrer Hebamme in einem Geburtsvorbereitungskurs erlernen.

Ich würde aber gerne auf die 360 Grad-Atmung hinweisen, die äußerst entspannend auf den ganzen Organismus und vor allem auf den Beckenboden wirkt, der eng mit dem Zwerchfell verbunden ist.

Die korrekte Ausführung dieser Atemtechnik wird dazu beitragen, Ihre Körperhaltung zu optimieren, Rücken- und Nackenschmerzen zu lindern und den Parasympathikus, auch bekannt als unser Entspannungsnerv, zu unterstützen.

Diese Methode ist nicht ausschließlich für werdende Mütter geeignet, sie dient aber als hervorragende Vorbereitung auf die Geburt und erweist sich auch als äußerst unterstützend für die Rückbildung.

Ausführung:

Bitte setzen Sie sich bequem und aufrecht hin und atmen Sie einige Male langsam durch die Nase ein und aus. Alternativ kann die Übung auch im Liegen mit angewinkelten Beinen ausgeführt werden. In dieser Position kann es allerdings etwas schwieriger sein, in den Rücken zu atmen und je nach Schwangerschaftswoche könnte es auch zu einem Vena-Cava-Kompressionssyndrom kommen.

Dehnen Sie nun bei der Einatmung Ihren Brustkorb in alle Richtungen auf, ähnlich dem Öffnen eines Schirms.

Zur besseren Wahrnehmung empfehle ich Ihnen, Ihre Hände sanft seitlich auf den unteren Rippenbogen oder auf die Nierengegend zu legen.

Sie sollten also nicht nur in den Bauch atmen, sondern auch in die Seiten und den Rücken. Es kann mitunter etwas Geduld erfordern, um diese Übung zu meistern.

Bei der Ausatmung kehrt das Zwerchfell wieder in seine ursprüngliche Position zurück.

Beginnen Sie mit 3 bis 5 tiefen Atemzügen und legen Sie den Fokus Ihrer Wahrnehmung auf den Beckenbodenbereich.

Spüren Sie die Entspannung?

„Der Atem ist das schwingende Band zwischen Körper, Seele und Geist."
- *Romano Guardini*

Sexualität

Grundsätzlich ist zu beachten: Ein verspanntes Zwerchfell führt zu einem verspannten Beckenboden.

Daher sollten Sie sich vor allem auf eine tiefe Zwerchfellatmung konzentrieren und diese in Ihre tägliche Atemroutine einbauen, um eine erfüllende Sexualität und angenehme Orgasmen zu erleben.

Ausführung:

Legen Sie dazu Ihre Hände mit den Fingern nach vorne auf Ihre unteren Rippen, die Daumen zeigen dabei nach hinten.

Atem Sie in Ihr Zwerchfell. Die Hände sollten sich bei der Einatmung zur Seite mit den Rippen ausdehnen und mit der Ausatmung zurücksinken.

Es empfiehlt sich, währenddessen sanft und gleichmäßig durch die Nase ein- und auszuatmen.

Atmen während des Liebesspiels

Es ist keineswegs ungewöhnlich, dass Frauen während des Liebesaktes und des Höhepunkts die Luft anhalten.

Um intensivere und erfüllendere Orgasmen zu erleben, empfiehlt es sich jedoch, bewusst und tief ein- und auszuatmen.

Bitte atmen Sie tief in Ihren Bauch ein und visualisieren Sie, wie der Atem bis in Ihr Becken fließt. Den Ausatem können Sie dann mit einem langgezogenen "AAAAAAA" sanft entweichen lassen.

Wenn die Erregung zunimmt, wird auch die Atmung schneller. An dieser Stelle könnten Sie versuchen, bewusst langsamer ein- und auszuatmen, um Ihr Empfinden zu intensivieren.

Wenn Sie die Hände frei haben, beispielsweise wenn Ihr Partner oder Ihre Partnerin Sie verwöhnt, so können Sie durch die Fingerdruckpunkte Ihren Atem noch gezielter in Richtung Ihres Beckens lenken. Verwenden Sie dafür die Fingerkuppen Ihres kleinen Fingers und Ihres Ringfingers (siehe Kapitel "Schmerzen", Atmen mit Fingerdruckpunkten).

Partneratmung

Versuchen Sie, synchron mit Ihrem Partner oder Ihrer Partnerin ein- und auszuatmen, danach auch im umgekehrten

Rhythmus (Sie ein, er/sie aus und umgekehrt). Dies schafft intime Momente und eine tiefe Verbindung. Dabei können Sie Rücken an Rücken sitzen und Ihre Atembewegungen achtsam beobachten.

Dann können Sie versuchen, diesen Rhythmus auch während des Liebesspiels beizubehalten.

Yoni-Atmung

In spiritueller Hinsicht ruhen in der Beckenregion bedeutende Kräfte wie Empfänglichkeit, Kreativität und Intuition. Durch Traumata (unangenehme sexuelle Erfahrungen, Operationen wie Kaiserschnitt oder Hysterektomie) können diese Kräfte gehemmt oder blockiert sein. Mittels der Yoni-Atmung vermögen wir die Muskulatur zu entspannen und somit zurück zu unserer weiblichen Urkraft zu finden.

Ausführung:

Nehmen Sie bitte Platz auf einem Stuhl oder einem Yogakissen. Richten Sie sich auf und ziehen Sie Ihre Pobacken ein wenig auseinander. So sorgen Sie dafür, dass Ihre Sitzbeinhöcker festen Kontakt zur Unterlage haben.

Lenken Sie Ihre Aufmerksamkeit auf Ihre Yoni, und visualisieren Sie, wie Sie den Atem von dort aus bis zu Ihrem Herzen ziehen.

Verweilen Sie einen Moment in dieser Atemfülle und lassen Sie dann mit einem befreienden „HAAAAAA" los, während Sie ausatmen.

Wiederholen Sie dies so oft, wie es Ihnen beliebt und Sie sich dabei wohl fühlen.

„Atme alles ein. Liebe alles aus.“
- Unbekannt

Unterleib

Bei Beschwerden im Unterleib wie Menstruationsschmerzen, Zysten, Endometriose oder Blasenproblemen können Übungen hilfreich sein, die den Beckenboden entlasten, die Durchblutung verbessern und die Organe mobilisieren.

Ausführung:

Bitte legen Sie sich zur Ausführung der Übung auf den Rücken und atmen Sie einige Male durch die Nase bis tief in den Bauch ein. Achten Sie darauf, dass sich die Bauchdecke bei der Einatmung hebt und bei der Ausatmung wieder senkt.

Nun atmen Sie erneut ein und stoßen ein schnell gehauchtes „HA" aus. Dieser Impuls sollte im Unterleib deutlich spürbar sein.

Wiederholen Sie die Übung 3 bis 5 mal.

Eine sehr wohltuende und kräftigende Übung für den Beckenboden ist die <u>Mulabandha-Atmung</u>.

Bandhas sind aus dem Yoga bekannt und sind Muskelkontraktionen. Durch diese lassen sich Übungen verstärken.

Das Mulabandha findet im Bereich der Basis oder Wurzel statt, also in Ihrem Beckenbereich. Durch das Ausführen des Mulabandhas soll die Energie aus dem Unterleib zum Aufsteigen gebracht werden.

Des Weiteren kann diese Übung die Wirbelsäulenstabilisation und die Beckenbodenmuskulatur unterstützen.

Kontraindikationen: Während der Schwangerschaft und kurz nach der Entbindung sowie nach operativen Eingriffen im Bereich des Beckenbodens.

Ausführung:

Nehmen Sie bitte eine aufrechte und bequeme Sitzhaltung ein, während Sie sanft durch die Nase ein- und ausatmen.

Atmen Sie nun für die Dauer von 4 Zählschritten ein, halten für 8 Zählschritte die Luft an und atmen Sie dann in 8 Zählschritten aus.

Bitte ziehen Sie beim Anhalten des Atems die Muskeln des Beckenbodens zusammen, so als ob Sie dringend den Toilettengang einhalten wollten.

Lösen Sie beim Ausatmen die Anspannung der Beckenbodenmuskeln wieder auf.

Zu Beginn empfehle ich Ihnen, nicht mehr als 5 bis 6 Atemzüge auf diese Weise zu machen, da die Übung eine starke Wirkung hat und es Ihnen leicht schwindelig werden kann.

Vokal „U" tönen

Durch das Tönen bestimmter Vokale sind wir in der Lage, bestimmte Körperregionen anzuspielen. Der Vokal „U" erweist sich als wohltuend für den Unterleib, sowie für Magen und Darm.

Ausführung:
Atmen Sie bitte langsam durch die Nase ein und verweilen Sie einige Augenblicke in der Atemfülle. Konzentrieren Sie sich gedanklich auf den Vokal „U".

Ich bitte Sie nun, während der vollständigen Ausatmung laut und deutlich den Vokal zu tönen und ihn so lange wie möglich zu halten. „UUUUUUU"

Lenken Sie dabei Ihre Aufmerksamkeit bitte auf den Unterleib und visualisieren Sie Ihre Gebärmutter, Ihre Blase oder

Ihre Eierstöcke, je nachdem welches Organ bei Ihnen betroffen ist.

Der Mund soll während der Ausatmung klein und rund geformt sein, wobei die Zunge die Zähne nicht berührt.

Bestenfalls wiederholen Sie die Übung für einen Zeitraum von mindestens 3 bis 5 Minuten. Sie können sie mehrmals am Tag durchführen.

Hypopressive Techniken

Hypopressive Techniken oder Druckumkehrtechniken können durch gezieltes Faszientraining mit gekoppelter Vakuumatemphase den Bauchraum und den Beckenboden inklusive aller Organe entlasten und/oder stabilisieren.

Diese Techniken sind vor allem für Frauen geeignet, die mit den herkömmlichen Beckenbodenübungen nicht weiterkommen oder durch Geburtsverletzungen, medizinische Eingriffe oder Gewalterfahrungen traumatisiert sind.

Sprechen Sie mich gerne an, wenn ich Sie in diesem Bereich Unterstützung benötigen.

„Gut zu atmen heißt langsam und tief zu atmen. Entspanne, fühle deinen Atem, und atme ohne Anstrengung. Wenn er bewusst ist, wird er von selbst tiefer und langsamer."
- *Ilchi Lee*

Verdauungsbeschwerden

Die Atmung und die Verdauung stehen in enger physiologischer Verbindung.

Die essentielle Grundlage für eine gesunde Verdauung bildet die Nasenatmung.

Durch das Riechen von Nahrungsmitteln wird vermehrt Speichel produziert, welcher eine Vielzahl von Verdauungsenzymen enthält. Auf diese Weise kann die Nahrung bereits im Mundraum effektiver vorverdaut werden.

Durch die Atmung durch den Mund wird die Mundschleimhaut ausgetrocknet, was auch die Funktion der Speicheldrüsen beeinträchtigt und somit die angemessene Aufspaltung der Nahrung verhindert.

Daher möchte ich Ihnen als allerersten Ratschlag für eine gesunde Verdauung nahelegen, stets durch die Nase zu atmen.

Die nächste Station bilden die Speise- und Luftröhre, welche demselben Steuermechanismus unterliegen. Dieser Mechanismus dient dazu, zu verhindern, dass Nahrung oder Flüssigkeiten in die Lunge gelangen. Denn das Schlucken bedeutet gleichzeitig: nicht atmen zu können!

Unmittelbar unterhalb des Zwerchfells mündet die Speiseröhre in den Magen. Dies bedeutet, dass ein stark verspanntes Zwerchfell sich in Beschwerden wie Übelkeit, Sodbrennen oder Magenschmerzen zeigen kann.

Daher ist eine gute Bauchatmung von großer Bedeutung.

Bitte probieren Sie es doch direkt einmal aus:

Setzen oder legen Sie sich bequem hin, stellen Sie in Rückenlage gerne die Beine auf.

Kommen Sie mit einigen gleichmäßigen Atemzügen zur Ruhe.

Legen Sie nun bitte Ihre linke Hand auf die Brust und die rechte Hand auf Ihren Bauch.

Atmen Sie nun mit Ihrem Zwerchfell, so dass sich die rechte Hand mit dem Bauch bei der Einatmung hebt und bei der Ausatmung wieder zurücksinkt.

Die linke Hand bewegt sich hierbei kaum bis gar nicht.

Genießen Sie so gerne ein paar Minuten die tiefe Bauchatmung. Dadurch wird nicht nur die Verdauung angeregt, indem die beteiligten Organe (Leber, Gallenblase, Pankreas,

Darm) massiert werden, sondern es erfolgt gleichzeitig die Stimulation des Vagusnervs, der für den Zustand von „ruhe und verdaue" verantwortlich ist.

Führen Sie Atemübungen grundsätzlich nur vor dem Verzehr einer Mahlzeit durch oder halten Sie einen zeitlichen Abstand von mindestens zwei Stunden ein.

Sodbrennen

Zahlreiche Frauen leiden vor allem in den Wechseljahren häufig unter Sodbrennen.

Durch hormonelle Veränderungen kann es dazu kommen, dass die Muskulatur der Verdauungsorgane geschwächt wird. Dies führt dazu, dass Magensäure in die Speiseröhre aufsteigt.

Der Rückgang der weiblichen Geschlechtshormone Östrogen und Progesteron führt zu einer Vielzahl körperlicher Beschwerden in den Wechseljahren, beispielsweise Hitzewallungen, Übelkeit oder eben auch Sodbrennen.

Eine vermehrte Trockenheit der Schleimhäute kann auch zu verstärktem Sodbrennen führen. Durch Mundtrockenheit und einen reduzierten Speichelfluss kann die

Magensäure leichter aufsteigen und die empfindliche Schleimhaut der Speiseröhre reizen.

Und so führen Sie die <u>Atemübung bei Sodbrennen</u> aus:

Bitte nehmen Sie eine aufrechte und bequeme Sitzposition ein.

Atmen Sie einige Male entspannt und gleichmäßig ein und aus.

Legen Sie nun beide Fäuste auf Ihren Unterbauch.

Beugen Sie Ihren Oberkörper achtsam mit der Ausatmung ganz nach vorne, während Sie in dieser Position sanft Ihren Bauchbereich mit den Fäusten massieren.

Kehren Sie mit der Einatmung zurück in Ihre Ausgangsposition.

Wiederholen Sie die Übung bitte 3 bis 5 mal.

Magenprobleme

Um den Magen zu entlasten und Ihre Atmung zu verbessern, könnte eine Zwerchfellmassage von Nutzen sein. Diese können Sie problemlos selbst ausführen.

Legen Sie sich dazu bequem auf den Rücken.

Ertasten Sie das Ende Ihres Brustbeins (der Knochen in der Mitte Ihres Brustkorbs). Am unteren Ende werden Sie rechts und links die Rippenbögen spüren.

Greifen Sie nun während der Ausatmung mit den Fingerkuppen unter Ihren linken Rippenbogen (sie können auch gerne mit der rechten Seite beginnen). Ertasten Sie behutsam Ihr Zwerchfell und bewegen Sie die Finger Stück für Stück nach außen. Finden Sie eine schmerzhafte oder verspannte Stelle, schieben Sie diese leicht massierend hin und her, bis der Schmerz nachlässt.

Sobald Sie das seitliche Ende erreicht haben, verfahren Sie bitte entsprechend mit der anderen Seite des Zwerchfells.

Spüren Sie dann gerne einen Augenblick nach. Merken Sie den Unterschied?

Darmprobleme

Unser Verdauungstrakt reagiert äußerst empfindlich gegenüber Stress. Daher empfehle ich Ihnen, bei Problemen mit dem Darm hauptsächlich Entspannungsübungen und Atemübungen mit tiefer Zwerchfellatmung durchzuführen.

Tipp: Seien Sie bei der Nahrungsaufnahme achtsam und führen Sie die Gabel oder den Löffel nur während des Ausatmens zum Mund. Auf diese Weise verknüpft der Körper die Nahrungsaufnahme mit Entspannung und nicht mit Stress.

Auch das sanfte Pusten über heißen Speisen verlängert und verlangsamt die Ausatmung, was eine entspannende Wirkung hat und ein schnelleres Sättigungsgefühl erzeugt.

Summen

Ich möchte dem Summen ein eigenes Kapitel widmen. Vor allem, weil ich es persönlich so sehr liebe.

Eine ganz wundervolle Erfahrung ist Summen in Gemeinschaft. Sollten Sie einmal eine Gelegenheit haben, dies mit anderen Personen zu erleben, nehmen Sie sie wahr!

Das Summen ist eine unserer frühesten Bindungsformen. Als Säuglinge wurden wir häufig in den Schlaf gesummt, selbst das meist erste Wort „Mama" birgt einen summenden Klang in sich.

Zudem hat Summen immense positive gesundheitliche Auswirkungen auf Körper, Geist und Seele.

Durch das Summen wird vermehrt Stickstoffmonoxid (NO) produziert.

Dieses Molekül hat die Fähigkeit, die Atemwege und Blutgefäße zu erweitern, was zu einer verbesserten Durchblutung führt. NO senkt den Blutdruck und die Herzfrequenz.

Des Weiteren regt es die Produktion von Endorphinen an, welche schmerzlindernd wirken und positive Emotionen hervorrufen.

Durch die sanften Vibrationen beim Summen werden die Organe geradezu „von innen" behutsam massiert. Wenn wir uns dabei gänzlich entspannen, können wir spüren, wie diese Klangwelle unseren gesamten Körper durchströmt, bis in das Innere unserer Zellen.

Summen vermag es, uns auf einer tiefen Ebene zu berühren und uns das Gefühl zu geben, ganz weich zu werden, zu fließen oder gar zu schmelzen.

In solchen meditativen Zuständen können wir es schaffen, uns von aktuellen Belastungen zu befreien.

Es ist uns möglich, in Gewebe hinein zu summen, in Organe, in Schmerzen.

Summen vermag es sogar, den Übergang vom Leben zum Tod zu erleichtern.

Der wohl bekannteste Summton, aus dem gemäß dem hinduistischen Verständnis das gesamte Universum entstand, ist OM.

Summen

Die Summ-Hypothese:

Es liegen bislang noch nicht genügend klinische Untersuchungen vor, welches Potenzial Summen tatsächlich in sich birgt. Zahlreiche Phänomene und Untersuchungen geben jedoch Hinweise darauf, dass Summen und auch andere Klänge einen Einfluss auf unsere Neuronen und unser Gehirn haben. Es wird vermutet, dass Summen neuroplastische Veränderungen bewirken kann.

Dies würde bedeuten, dass Funktionen von geschädigten Hirnregionen vom umliegenden, neu gestalteten Gewebe übernommen werden können, was bei neurologischen Erkrankungen wie Alzheimer, Schlaganfall oder Schädel-Hirn-Trauma von großer Bedeutung wäre.

Ausführung:

Bitte nehmen Sie bequem Platz, kommen Sie einen Moment zur Ruhe und schließen Sie Ihre Augen.

Atmen Sie nun langsam, sanft und gleichmäßig durch Ihre Nase ein und verharren einen Augenblick in der Atemfülle.

Nun begleiten Sie bitte Ihre gesamte Ausatmung mit einem Summton Ihrer Wahl, beispielsweise OM, M oder HUM.

Die Tonhöhe kann dabei nach Ihrem persönlichen Wohlbe-finden variieren.

Je länger Sie die Ausatmung geschehen lassen, desto in-tensiver wird die Vibration in Ihrem Körper spürbar.

Bitte warten Sie nun entspannt und geduldig, bis sich der Impuls zur Einatmung von selbst einstellt, und beginnen er-neut mit dem Summen.

Bitte wiederholen Sie diesen Ablauf 3 bis 10 Minuten und nehmen sich im Anschluss einen Moment, um in sich hinein zu spüren.

Sie haben die Möglichkeit, die summenden Atemzüge be-liebig oft wiederholen, ich persönlich erlebe dabei häufig ei-nen angenehmen Zustand tiefster Entspannung.

Die Übung kann weiter intensiviert werden, indem Sie Ihre Augen und Ohren verschließen:

Legen Sie Ihre geschlossenen Finger auf Ihre Augen und verschließen Sie zeitgleich mit den Daumen Ihre Ohren.

Führen Sie nun das Summen wie oben beschrieben aus.

Summen

Ein kleiner Tipp:

Falls Ihnen in bestimmten Situationen absolut keine hilfreiche Atemübung einfallen will, empfehle ich Ihnen zu summen!

Atmen in der Stille

Viele Frauen, die ich in meiner Praxis zur Meditation ermutigen möchte, äußern: „Ich kann das nicht, dafür bin ich zu unruhig, ich vermag nicht so lange still zu sitzen, ich kann nicht an NICHTS denken" und so weiter.

Dies ist jedoch gar nicht das Ziel von Meditation, im Gegenteil. Gedanken, Gefühle und Empfindungen dürfen selbstverständlich auftauchen, das können Sie auch gar nicht verhindern. Doch ebenso dürfen diese auch wieder gehen, wobei uns der Atem behilflich sein kann.

Das Atmen in der Stille ist eine wahrlich wunderbare Erfahrung, in der so manche ungeklärte Lebensfrage sich wie von Zauberhand lösen kann.

Haben Sie bitte keine Angst vor der Stille, heißen Sie sie willkommen und gönnen Sie sich ruhig regelmäßig diese wohltuende Auszeit.

Die Übung erfordert keinerlei Vorkenntnisse und ist auch für vollkommene Neulinge im Bereich Meditation wunderbar geeignet.

1. Schritt: Sitzen

Bitte setzen Sie sich auf den Boden, auf ein Yogakissen oder einen Stuhl und nehmen Sie Ihre Haltung wahr. Richten Sie sich so ein, dass Sie sich behaglich und entspannt fühlen, ohne Schmerzen zu verspüren.

Nehmen Sie Ihre Sitzbeinhöcker auf der Unterlage wahr, und spüren Sie Ihre Hände in Ihrem Schoß ruhen.

Unternehmen Sie eine kleine Reise durch Ihren Körper, beginnend bei den Füßen bis nach oben zum Gesicht. Wo empfinden Sie Wohlgefühl, wo spüren Sie Verspannungen, wo ist es neutral, wo fühlen Sie Taubheit und dergleichen?

2. Schritt: Atem

Lenken Sie nun die Aufmerksamkeit auf Ihren Atem.

Erlauben Sie ihm, zu kommen und zu gehen, ohne ihn zu verändern. Verfolgen Sie den Luftstrom, wie er in Ihren Körper einströmt und diesen wieder verlässt.

Wenn Gedanken auftauchen, nehmen Sie sie achtsam wahr, während Sie sich dann wieder Ihrem Atem zuwenden. Ganz sanft, frei von Bewertung.

3. Schritt: Seien Sie Beobachterin

Folgen Sie Ihrem Atem und nehmen Sie Ihre Gedanken und Empfindungen, die kommen und gehen, von außen wie eine neutrale Beobachterin wahr.

Dadurch schaffen Sie eine angenehme Distanz zu Ihren Sorgen und können so möglicherweise Klarheit für sich gewinnen.

Verweilen Sie in der Stille, so lange es Ihnen wohl tut. Ich persönlich habe bereits mehrere Tage in der Stille verbracht und kann Ihnen nur ans Herz legen, dies ebenfalls einmal zu versuchen, sei es bei einem Schweigeretreat, in einem Kloster oder alleine in der Natur.

Bitte vergessen Sie nie: **Ihr Atem ist Ihr Anker!**

"In der Stille findest du deine Kraft."
- Hildegard von Bingen

Anhang

Glossar

Affirmationen: positiv formulierte Gedanken

Amplitude: Abstand zwischen Maximum und Minimum einer Schwingung

Atemzug: Einatmung, Ausatmung und Pause dazwischen

Atemfülle: Zustand nach der Einatmung

Atemleere: Zustand nach der Ausatmung

Bhandas: Muskelkontraktionen, Muskelverschluss (aus dem Pranayama)

Bhastrika: Atemtechnik aus dem Pranayama, feste Ein- und Ausatmung, stark aktivierend

Breathwork: Atemtechniken, die meist mit Hyperventilation einhergehen, um meditative oder psychedelische Zustände zu erreichen, beispielsweise Rebirthing (nach Leonard Orr), Holotropes Atmen (nach Stanislav Grof), Wim Hof-Atmung („Iceman")

BOLT-Score: Body-Oxygen-Level-Test, CO_2-Toleranztest nach Konstantin Buteyko

Buteyko: B., Konstantin, russ. Arzt (1923-2003). Entwickler der Buteyko-Methode, in der durch reduziertes Atmen der Körper besser mit Sauerstoff versorgt wird

Bohr-Effekt: von Christian Bohr 1904 beschriebener Effekt: Die "Bereitschaft" (Affinität) des Hämoglobins, O_2 (Sauerstoff) an sich zu binden oder freizugeben. Dies ist abhängig vom im Blut gelösten CO_2 (Kohlendioxid) und dem pH-Wert

Chandra Bhedana: Atemtechnik aus dem Pranayama, Mondatmung, kühlende Atemtechnik

CO2: Kohlendioxid

CP: Control Pause, siehe BOLT-Score

Gasaustausch: Aufnahme von Sauerstoff und Abgabe von Kohlendioxid in den Lungenbläschen (Alveolen)

Hämoglobin: eisenhaltiger, roter Blutfarbstoff, der den Sauerstofftransport im Blut ermöglicht

Herzratenvariabilität (HRV): Anpassungsfähigkeit des Herzens an körperliche und mentale Belastungen

Hyperventilation: meist übermäßige, hektische Atmung, die durch Stress oder Panik hervorgerufen wird.

Chronische Hyperventilation bezeichnet ein dysfunktionales Atemmuster

Hysterektomie: operative Entfernung der Gebärmutter

Kapalabathi: Atemtechnik aus dem Pranayama, „leuchtender Schädel", aktivierende, reinigende Atemtechnik

Kontraindikation: ein Kriterium oder ein Umstand, die eine – an sich angezeigte – diagnostische oder therapeutische Maßnahme verbieten

KP: Kontrollpause, siehe BOLT-Score

Lippenbremse: Atemtechnik, wodurch die Ausatmung gezielter und dosierter durch die sanft aufeinander gelegten Lippen ausgeführt werden kann

Lungenkapazität: die Summe mindestens zweier Lungenvolumina

Lungenvolumen: die verschiedenen Rauminhalte der Lunge, welche die Luft im Rahmen der Atmung einnimmt. Sie bestimmen sich durch die Einatmung und Ausatmung

Mantra: heilige Silbe, Wort oder Vers

Menopause: Zeitpunkt im Leben einer Frau 12 Monate ohne Regelblutung, Ende der fruchtbaren Phase

Mulabandha: Anspannen der Beckenbodenmuskulatur zur Verstärkung von Pranayama

Nadi Shodhana: Atemtechnik aus dem Pranayama, Wechselatmung, Reinigungsatmung

Neuroendokrines System: alle Zellen, Organe oder Organteile, die an der Bildung und Ausschüttung von Neurohormonen beteiligt sind

NO: Stickstoffmonoxid, Molekül zur Erweiterung der Atemwege und Blutgefäße

O2: Sauerstoff

Pankreas: Bauchspeicheldrüse

Parasympathikus: Ruhe- oder Erholungsnerv im vegetativen Nervensystem, zuständig vor allem für Entspannung, Regeneration und Verdauung („rest and digest")

Perikard: Herzbeutel, bindegewebiger Sack, der das Herz umgibt und diesem durch eine Gleitschicht Bewegungsfreiheit ermöglicht

PMS (Prämenstruelles Syndrom): vielschichtige emotionale und körperliche Beschwerden, die jeweils 4-14 Tage vor der Regelblutung einsetzen

Pranayama: aus dem Yoga, die Zusammenführung von Körper und Geist durch Atemübungen

Progesteron: Sexualhormon, das vor allem in der 2. Zyklushälfte zur Vorbereitung einer Schwangerschaft gebildet wird. Progesteron hat viele positive Eigenschaften, u.a. immunmodulierend, schlaffördernd, entzündungshemmend, stimmungsaufhellend usw.

Prolaps: Vorfall eines Organs oder eines Organteils durch eine Öffnung, zum Beispiel der Gebärmutter aus der Scheide

Resilienz: Fähigkeit einer Person, Krisen zu bewältigen

Respirationstrakt: gesamtes System der für die Atmung zuständigen Organe

Schlafapnoe: Atemaussetzer während des Schlafs („Nicht-Atmen")

Stickstoffmonoxid: siehe NO

Stressachse: komplexes System unserer Stressaktivierung, Zusammenspiel von Hypothalamus-Hypophyse-Nebennierenrinde

Surya Bhedana: Atemtechnik aus dem Pranayama, Sonnenatmung, erzeugt Wärme

Ujjayi: Atemtechnik aus dem Pranayama, Kriegeratmung, Meeresatmung

Venöser Rückfluss: Rückstrom des Blutes über die Venen zum Herz

Visualisierung: psychischer Vorgang, bei dem Vorstellungen und Bilder vor dem inneren Auge eines Menschen aktiviert werden

Yoni: tantrischer Begriff für die weiblichen Genitalien (Vulva, Vagina und Uterus)

Hilfreiche Atem-Apps

Zur Unterstützung und leichteren Durchführung Ihrer Atemübungen möchte ich Ihnen einige äußerst empfehlenswer-
te Apps ans Herz legen:

„Coherence": Kohärenzatmung mit visueller und/oder Au-
dio-Anleitung inklusive Timer

„Oxygen Advantage": App mit individuellen Einstellungen,
Challenges und mehr (in englischer Sprache)

„Advanced Buteyko Institute": App für reduziertes Atmen
mit BOLT-Score- Messung. Die ersten beiden Level sind
gratis

„Breathball": 4 kleine, wohltuende Atemübungen

„Paced Breathing": Individuelles Einstellen von Ein- und
Ausatmungsintervallen sowie Timer möglich. Sehr gut geeignet für Box-Breathing und die Heilatmung

Literaturangaben

Brule, Dan: Just Breathe

Egenolf, Heinrich: Wunder des Atmens

Ehrmann, Wilfried: Kohärentes Atmen: Atmung und Herz im Gleichklang

Faller, Norbert: Atem und Bewegung

Fiedel, Luca: Atemtechniken: Die geheime Kraft der Atmung

Goldman, Jonathan & Andi: Heilsames Summen

Grout, Pam: Atme dich schlank und bring deinen Stoffwechsel auf Trab!

Henderson, Julie: Das Buch vom Summen – The Hum Book

Höfler, Heike: Atem-Entspannung

Hof, Wim: Die Wim Hof-Methode

Lahrmann, Hartwig, Dr. Phil.: Leichter Atmen, besser leben: Gesund durch eine gesunde Atmung-Kurs zur Buteyko Methode

Langguth, Veronika: Atmen Sie sich gesund - Mit Finger-druckpunkten den heilsamen Atem aktivieren

Larsson, Christian D.: Heile dich selbst

Lynen, Patrick: Herzatmung - in Liebe entspannen

McKeown, Patrick: Asthma einfach wegatmen

McKeown, Patrick: Close your Mouth: Buteyko Clinic Handbook for Perfect Health

Middendorf, Ilse: Der erfahrbare Atem: Eine Atemlehre

Nestor, James: Breath

Nguyen, Lucie: Wie wir atmen

O`Hare, David: Der Atemcode

Orr, Leonard, Halbig, Konrad: Der verbundene Atem

Rakhimov, Artour: Breathing Slower and Less

Rodrigues, Dinah: Hormonyoga

Schirner, Markus: Atemtechniken

Shioya, Nobuo: Der Jungbrunnen des Dr. Shioya

Skuban, Ralph: Atmen - Heilt, Entspannt, Zentriert

Anhang

Skuban, Ralph: Atmen - Übungen zur Heilung und Entspannung

Swami Satyananda Saraswati: Asana Pranayama Mudra Bandha

Thich Nhat Hanh: Das Wunder des bewussten Atmens

Walter, Johannes: Die Heilende Kraft des Atmens

Wessely, Wolfgang: Lebenskraft Atem

Quellen

Asthma und Menopause:

https://pubmed.ncbi.nlm.nih.gov/15628060/

https://pubmed.ncbi.nlm.nih.gov/20557302/

https://www.ncbi.nlm.nih.gov/pmc/articles/PMC8008417/

Reduzierte Atmung bei Hitzewallungen:

https://pubmed.ncbi.nlm.nih.gov/22990758/

Hormone und Atmung:

https://pubmed.ncbi.nlm.nih.gov/12475861/

https://pubmed.ncbi.nlm.nih.gov/12853015/

Summen:

Summen und Stress:

https://pubmed.ncbi.nlm.nih.gov/37193427/

Summen bei Sinusitis:

https://pubmed.ncbi.nlm.nih.gov/12119224/

https://pubmed.ncbi.nlm.nih.gov/16406689/

Vokalatmung:

https://pubmed.ncbi.nlm.nih.gov/29800304/

Geschlechtsunterschiede in Bezug auf Atemfunktion:

https://www.ncbi.nlm.nih.gov/pmc/articles/PMC5980468/

Hyperventilation:

https://pubmed.ncbi.nlm.nih.gov/2125314/

Schlaf und Nasenatmung:

https://pubmed.ncbi.nlm.nih.gov/3298509/

Gewichtsverlust und Atmung:

https://pubmed.ncbi.nlm.nih.gov/20834183/

Reduziertes Atmen und Atemübungen bei Fibromyalgie:

https://pubmed.ncbi.nlm.nih.gov/20079569

https://pubmed.ncbi.nlm.nih.gov/29653069/

Zwerchfellatmung und Inkontinenz:

https://pubmed.ncbi.nlm.nih.gov/35248263/

Zwerchfellatmung und Schwangerschaftsdiabetes:

https://pubmed.ncbi.nlm.nih.gov/32827410/

Atemübungen nach Covid 19- Infektionen:

https://pubmed.ncbi.nlm.nih.gov/35382885/

Atemübungen und hoher Blutdruck:

https://pubmed.ncbi.nlm.nih.gov/38432795/

Broken-Heart-Syndrom:

https://pubmed.ncbi.nlm.nih.gov/25576036/

Tumore und Sauerstoffmangel im Gewebe:

https://www.ncbi.nlm.nih.gov/pmc/articles/PMC155638/

https://pubmed.ncbi.nlm.nih.gov/12767506/

Atemverhalten von Krebspatientinnen:

https://pubmed.ncbi.nlm.nih.gov/17975124/

Brustkrebspatientinnen und reduzierte Atmung:

https://www.normalbreathing.com/diseases-cancer-breast-clinical-trial/

Schlafstörungen und Einfluss auf Herz-Hirn-Durchblutung

https://journals.sagepub.com/doi/10.1177/2047487317702043

Heike Brandt,

geboren 1971 in Aschaffenburg, verheiratet,
2 Töchter

Nach dem Studium der Literatur- und Sprachwissen-
schaften legte sie 1999 ihre Heilpraktikerprüfung
vor dem Gesundheitsamt Köln ab und
arbeitete viele Jahre in eigener Praxis in der
schönen Rheinmetropole.

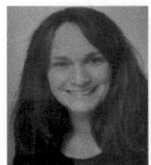

Das Thema Frauengesundheit liegt ihr besonders am Herzen. Ihre
Praxisschwerpunkte sind außerdem die Schmerztherapie und die Atem-
therapie.
Ihre Praxis führt sie mittlerweile in Aschaffenburg.

Frauenheilpraxis Brandt
Heilpraktikerin Heike Brandt
Goldbacher Str. 14/16
63739 Aschaffenburg

https://www.frauenheilpraxis-brandt.de

"Frauen sind die Quelle von Leben und Gesundheit; ihre Gesundheit ist die Voraussetzung für die Gesundheit der Familie und der Gesellschaft."

- (Dr. med. Hans Sauer)